JN047643

高齢者総合機能評価（CGA）に基づく診療・ケアガイドライン 2024

■ 長寿医療研究開発費
「高齢者総合機能評価（CGA）ガイドラインの作成研究」研究班

■ 日本老年医学会

■ 国立長寿医療研究センター

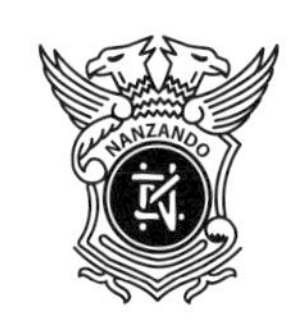

南山堂

〈作成組織〉
長寿医療研究開発費「高齢者総合機能評価（CGA）ガイドラインの作成研究」研究班

研究代表者／ガイドライン作成代表者

秋下　雅弘　東京都健康長寿医療センター

分担研究者／ガイドライン作成グループ（五十音順）

赤坂　　憲　大阪大学大学院医学系研究科 老年・総合内科学

石井　伸弥　広島大学大学院医系科学研究科 共生社会医学講座

梅垣　宏行　名古屋大学大学院医学系研究科 地域在宅医療学・老年科学

海老原　覚　東北大学大学院医学系研究科 臨床障害学分野

小川　純人　東京大学医学部附属病院 老年病科

小島　太郎　東京大学医学部附属病院 老年病科

佐竹　昭介　国立長寿医療研究センター 老年内科

竹屋　　泰　大阪大学大学院医学系研究科保健学専攻 老年看護学

津端由佳里　島根大学医学部附属病院 呼吸器・化学療法内科

水上　勝義　筑波大学人間総合科学学術院

溝神　文博　国立長寿医療研究センター 薬剤部

研究協力者／システマティックレビューチーム（五十音順）

大西　友理　大阪大学大学院医学系研究科 老年・総合内科学

岡本るみ子　筑波大学人間総合科学学術院

沖本　民生　島根大学医学部附属病院 呼吸器・化学療法内科

加澤　佳奈　岡山大学学術研究院保健学域 看護学分野

木下かほり　国立長寿医療研究センター フレイル研究部

糀屋絵理子　大阪大学大学院医学系研究科保健学専攻 老年看護学

小宮　　仁　名古屋大学大学院医学系研究科 地域在宅医療学・老年科学

坂井　智達　名古屋大学大学院医学系研究科 地域在宅医療学・老年科学

柴﨑　孝二　東京大学医学部附属病院 老年病科／しばさき在宅リハビリテーションクリニック

竹下　悠子　大阪大学大学院医学系研究科保健学専攻 老年看護学

中島　和寿　島根大学医学部附属病院 呼吸器・化学療法内科

中嶋　宏貴　名古屋大学大学院医学系研究科 地域在宅医療学・老年科学

長谷川　章　藤田医科大学医学部 薬物治療情報学

服部ゆかり　東京大学大学院医学系研究科 在宅医療学講座

細井　達矢　東京大学医学部附属病院 老年病科

三浦　久子　東北大学大学院医学系研究科 臨床障害学分野

安岡実佳子　医薬基盤・健康・栄養研究所 身体活動研究部

李　嘉琦　近畿大学医学部 公衆衛生学

渡邊　一久　名古屋大学大学院医学系研究科 地域在宅医療学・老年科学

査読者（学会・機関名五十音順）

［国立長寿医療研究センター］	荒井　秀典	国立長寿医療研究センター
［日本外科学会］	丸橋　繁	福島県立医科大学 肝胆膵・移植外科学
［日本骨粗鬆症学会］	石橋　英明	医療法人社団愛友会 伊奈病院 整形外科
［日本サルコペニア・フレイル学会］	杉本　研	川崎医科大学 総合老年医学
	牧迫飛雄馬	鹿児島大学医学部保健学科理学療法学専攻 基礎理学療法学講座
［日本循環器学会］	大石　充	鹿児島大学大学院医歯学総合研究科 心臓血管・高血圧内科学
［日本糖尿病学会］	田村　嘉章	東京都健康長寿医療センター 糖尿病・代謝・内分泌内科
［日本認知症学会］	井原　涼子	東京都健康長寿医療センター 脳神経内科
	古川　勝敏	東北医科薬科大学医学部 老年・地域医療学
［日本リハビリテーション栄養学会］	若林　秀隆	東京女子医科大学病院 リハビリテーション科
［日本臨床腫瘍学会］	長島　文夫	杏林大学医学部 腫瘍内科学
［日本老年医学会］	飯島　勝矢	東京大学高齢社会総合研究機構・未来ビジョン研究センター
	葛谷　雅文	名古屋鉄道健康保険組合 名鉄病院
	神﨑　恒一	杏林大学医学部 高齢医学
	新村　健	兵庫医科大学医学部 総合診療内科学
	栁川まどか	名古屋大学医学部附属病院 化学療法部
［日本老年看護学会］	酒井　郁子	千葉大学大学院看護学研究院 先端実践看護学研究部門 高度実践看護学
［日本老年精神医学会］	粟田　主一	東京都健康長寿医療センター 認知症未来社会創造センター
［日本老年薬学会］	大井　一弥	鈴鹿医療科学大学薬学部 臨床薬理学
	恩田　光子	大阪医科薬科大学薬学部 社会薬学・薬局管理学

目次

ガイドライン作成にあたって

目的と経緯

高齢者は，複数の疾患や老年症候群を有する場合も多く，慢性疾患の罹患や併存に伴い，治癒を目指すことは次第に難しくなる．加えて，こうした疾患に伴い，生活・人生の質(QOL)が損なわれるだけでなく，QOLの低下自体が症状改善の阻害につながる，という悪循環に陥りやすい．そのため，疾病を含めた高齢者の全体像を適切に把握し，疾患の治療を行うことに加えて，QOLの維持・改善に向けて多職種協働により取り組む必要がある．こうした全体像把握のために実施されるのが，日常生活活動度(ADL)，手段的ADL，認知機能，気分・意欲・QOL，療養環境や社会的背景等を構成成分とした高齢者総合機能評価(Comprehensive Geriatric Assessment：CGA)である．CGAは英国でその礎が誕生して100年近い歴史を有する概念であり，超高齢社会を迎えたわが国では，CGAによる包括的・全人的な評価と，それに基づいて個別化された診療とケアの推進が不可欠である．

わが国におけるCGAガイドラインは，2003年に『高齢者総合的機能評価ガイドライン』(鳥羽研二監修，厚生科学研究所)が発刊されて以降20年以上，改訂や新たなガイドラインの作成は行われていない．この間，診療ガイドラインの作成手法は大きく変わり，現在では『Minds診療ガイドライン作成マニュアル』に則って，科学的根拠に基づき，系統的な手法により作成された推奨を含む文章とすることが求められるようになった．一方，患者層の高齢化に伴って日常生活機能の低下した高齢患者が増加し，診療やケアの現場ではCGAが当然のように実施され，診療報酬にも取り入れられ，一部の領域のガイドラインや現場向け手引きではCGAを実践して診療やケアの個別化に活かすことが推奨されるようになった．

以上を背景として，CGAガイドラインを新たに作成することを目的として，2022年度に長寿医療研究開発費「高齢者総合機能評価(CGA)ガイドラインの作成研究(22-1)」を受けて研究班が組織され，ガイドライン作成作業を行った．後述するスコープを受けて，ガイドラインの名称は『CGAに基づく診療・ケアガイドライン2024』とした．

領域の設定，システマティックレビューから原案作成まで

ガイドラインの作成は，国際医学情報センター（東京都新宿区）に事務局を委託し，『Minds診療ガイドライン作成マニュアル2020』に則って進めた．作成手順とスケジュールを図1に示す．

スコープを検討し，

①CGAにはさまざまな構成要素があるが，各要素の有用性はどうか？ また，どの評価ツールが有用か？⇒「CGAの各要素とそのツールの効果」

②CGAを老年疾患や老年症候群の管理に活かすことが求められているが，主な老年疾患・老年症候群の管理にCGAは有用か？⇒「CGAを用いた老年疾患・老年症候群の管理」

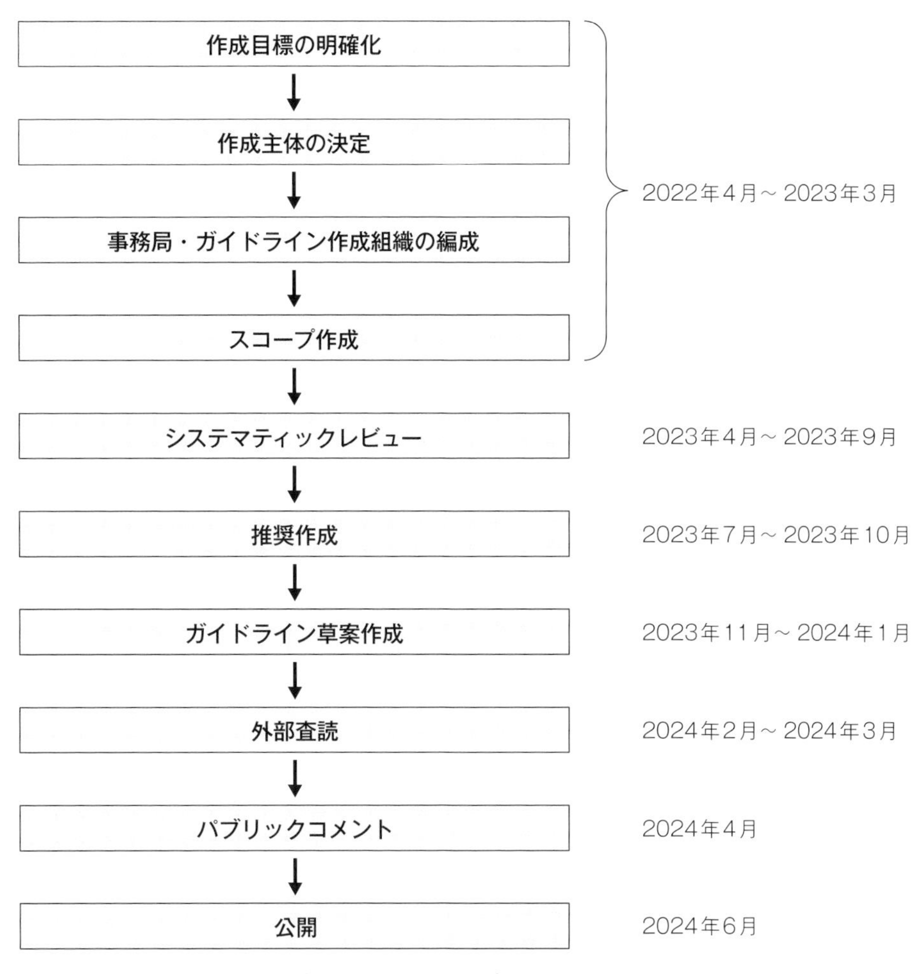

図1　本ガイドラインの作成手順とスケジュール

③診療とケアの現場で多職種に用いられているCGAであるが，さまざまな医療介護現場および専門職種によるCGAの利用は有用か？⇒「医療介護現場，関係職種によるCGAの利用」という3つのテーマをまず設定した．

続いて，3テーマの下位領域として，①「CGAの各要素とそのツールの効果」については，スクリーニング，ADL（基本的ADL，手段的ADL），認知機能，うつ，意欲，QOL，社会的要素，フレイル／栄養の8領域，②「CGAを用いた老年疾患・老年症候群の管理」については，フレイル／低栄養，認知症，ポリファーマシー，Multimorbidity，糖尿病，高血圧／心疾患，（誤嚥性）肺炎，骨折，外科手術（周術期），悪性腫瘍（化学療法など）の10領域，③「医療介護現場，関係職種によるCGAの利用」については，看護（看護師），介護（ケアマネジャー，介護福祉士等の役割），薬剤師，リハビリテーション，アドバンス・ケア・プランニング（ACP）の5領域と，合計23領域を設定し，各領域のクリニカルクエスチョン（CQ）策定までを2022年度に行った．

2023年度には，システマティックレビュー（SR）による文献検索（CQに対応したキーワード設定，検索式立案，出力条件確定，出力作業，文献選択，ハンドサーチ文献の追加・承

表1　作成過程における文献数の推移

時点	文献数	備考
文献検索(Cochrane)	7,244 (データベース間重複を除く)	検索期間：2000/1/1～2022/10/31 出力件数：3,052件(テーマ1：1,070＋781件，テーマ2：852件，テーマ3：349件)
文献検索(MEDLINE)		検索期間：2000/1/1～2022/10/31 出力件数：3,452件(テーマ1：1,717＋5件，テーマ2：1,277件，テーマ3：453件)
文献検索(医中誌)		検索期間：2000/1/1～2022/10/31 出力件数：2,316件(テーマ1：1,184＋5件，テーマ2：759件，テーマ3：368件)
文献一次選択作業採択	のべ：2,562	採択基準 • 本ガイドラインで検討するCQの内容に合致する文献を採用する • 採用条件を満たす診療ガイドライン，システマティックレビュー論文が存在する場合は，それを第一優先とする • 「ノイズでない＝本ガイドラインで設定したCQに何らかの関連がある」と考える
構造化抄録作成・バイアス	186	除外基準 • CQの評価項目(アウトカム)のうちいずれも評価していない文献
引用文献	182	
ハンドサーチ文献	88	

認，構造化抄録作成，一部メタ解析の実施)，エビデンスレベルの評価，推奨文の作成，審議と投票による推奨度の決定，推奨度に基づくCQと推奨文の修正を経て原案完成に至った．

検索式は領域毎ではなく，3つのテーマ毎に立て，文献一次選択からは領域毎にCQ単位で行った．対象とした文献データベースは，Cochrane Library，MEDLINE，医中誌の3つである．全過程での文献数を**表1**に示す．推奨度の審議(代表研究者，分担研究者合わせて7割以上の出席を成立要件)では，各領域の担当者からCQに関するSR結果および推奨草案(エビデンスの強さ・推奨の強さなど)について説明があり，その後，各CQに対する推奨度を投票により「出席者の80％以上の合意率」をもって決定した．一部のCQについてはフューチャーリサーチクエスチョン(FRQ)への変更が提案されたが，その場合には投票ではなく合議で決定した．決定した推奨度に合わせてCQと推奨文(ステートメント)，解説文の修正を行い，原案とした．エビデンス総体評価シートを含むSR結果については日本老年医学会HP〈https://www.jpn-geriat-soc.or.jp/proposal/cga_guideline_2024.html〉に掲載した．

査読，パブリックコメントから完成まで

以上の過程により作成された原案は，作成グループ内の相互査読を経て外部査読用原稿として修正された．続いて，領域別に各専門学会に査読を依頼し，査読者の意見を反映した修正と確認を経て，最終原案を作成した．最後に，2024年4月8日から4月22日まで日本老年医学会のホームページで会員向けにパブリックコメントを募集し，必要に応じて意見への回答と対応したガイドラインの修正を行い完成版とした．パブリックコメントのまと

めは日本老年医学会HP〈https://www.jpn-geriat-soc.or.jp/proposal/cga_guideline_2024.html〉に掲載した．

利益相反（COI）の確認と公開

本ガイドラインの作成にかかるすべての経費は，長寿医療研究開発費「高齢者総合機能評価（CGA）ガイドラインの作成研究（22-1）」から支出され，その他の資金提供は一切受けていない．

作成メンバーのCOIに関しては，日本内科学会および関連学会の『医学系研究の利益相反（COI）に関する共通指針』（2020年4月更新版）に沿って，各メンバーから関与する企業との間の経済的関係につき以下の項目について，作成開始時に過去3年間（2019年から2021年），また完成時には残り過去2年間（2022年から2023年）の申告を得た．内容については日本老年医学会が管理し，すべてのメンバーについて本ガイドラインの策定に影響を及ぼすようなCOIはないことを同学会利益相反委員会が確認した．

(1) メンバーならびにその配偶者，一親等の親族が個人として定められた基準の報酬を得た企業・営利を目的とした団体

役員報酬など（年間100万円以上），株式（年間100万円以上または当該株式の5％以上保有），特許使用料（年間100万円以上），講演料（年間50万円以上），原稿料（年間50万円以上），研究費（治験，共同研究，受託研究など，年間100万円以上），奨学寄附金（年間100万円以上），企業などが提供する寄附講座（年間100万円以上），その他（旅費・贈答品など）（5万円以上）

(2) メンバーの所属部門の長にかかるCOI開示

研究費（年間1,000万円以上），寄附金（年間200万円以上），その他（株式保有，特許使用料など）

本ガイドラインにおける上記基準に該当するCOIを上述した5年分について日本老年医学会HP〈https://www.jpn-geriat-soc.or.jp/proposal/cga_guideline_2024.html〉に公開した．なお，中立の立場にある出版社等の企業・団体は含まない．

本ガイドラインの使い方

対象

高齢者総合機能評価(Comprehensive Geriatric Assessment：CGA)の適用対象は文字通り高齢者であるが，本ガイドラインでは明確な年齢上の区分は設けない．CGAの最もよい対象は老年疾患や老年症候群を抱えて日常生活機能が低下した方であるが，必ずしも65歳以上とは限らないからである．

本ガイドラインは，医師だけではなく高齢者に関わる医療介護福祉関係の多職種向けに作成されており，利用対象は医療介護福祉専門職全般である．

CGA 実施のタイミング

担当医は初診時，入院時，退院前，病状の変化時など日常的に実施してほしい．看護師は入院，退院支援，訪問看護の導入，高齢者施設の入所・入居に際して，その他の専門職は療養環境の変化時には実施することが望ましい．薬剤師は，特に処方見直し(medication review)に際して実施することが推奨される．

CGA ツールの利用について

CGAには，スクリーニングツールと構成要素毎に複数のツールがあり，これらを適宜選択し，また組み合わせて使うことが効率の点でも望ましい．図1にフローの一例を示す．

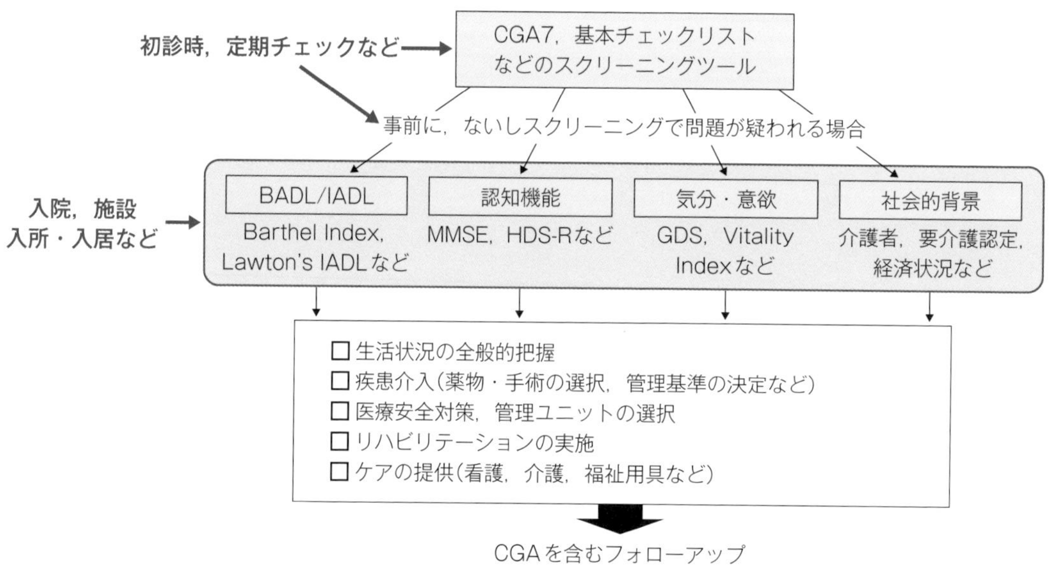

図1　CGA実施フローの一例

初診時や定期チェックではスクリーニングツールを利用し，事前にわかっている問題およびスクリーニングで問題が疑われた要素については，各ツールで詳細を確認する．入院時や施設入所・入居時には，系統的に詳細を把握するために最初からフルセットで実施するのもよい．結果は，誰でも概要が一目でわかるよう，サマリーにまとめておく．

CGAの結果に基づいて，まず生活状況の全般的把握を行う．その上で，治療法の選択など疾患管理方法の判断，医療安全対策や管理ユニット(病室・居室など)の選択，リハビリテーションやケアの提供など，診療やケアに幅広く活かしていただきたい．「CGA総論」に症例を交えて実例を示したので，そちらも参照いただきたい．

なおCGAは，専門的な医学検査と違って介護福祉関係職種にも理解しやすく，多職種協働を推進するための共通言語であり，そのためにもできるだけ広く利用いただきたいことを強調しておく．

本ガイドラインの注意点と課題

本書の利用にあたっては，以下の点を理解していただくよう読者にはお願いするとともに，ガイドライン作成プロセス上の制限もあり，実践的には物足りないと感じる部分もあるかもしれないが，それは今後の課題である．

本ガイドラインでは，システマティックレビュー(SR)によるエビデンス総体に基づき，作成グループの投票により推奨度を決定した．また，CGA自体の有用性については，「CGA総論」に記載したように歴史的にも十分なエビデンスがあり，老年科医および作成メンバーにとっては当然のことであったため，ランダム化比較試験(RCT)を中心にSRを行った．その結果，領域やクリニカルクエスチョン(CQ)によっては思いのほか文献が見つからず，エビデンスが少なすぎて推奨を「弱」とせざるを得なかったCQ，あるいはフューチャーリサーチクエスチョン(FRQ)に変更となったCQも多い．高齢者医療全体ではCGAのエビデンスが存在する現状で，特定の領域や疾患単位に限定したCGAの有用性に関する検証は行われにくいのかもしれない．

このような結果であり，臨床現場の視点からは，領域やCQによっては推奨度が低いと感じるかもしれない．その反面，エビデンスはさほど多くなくても，常識的であるという作成グループのコンセンサスにより推奨は「強」となったCQもある．推奨度の決定においては益と不利益(害，負担，コスト)のバランスが重視されるが，CGAには薬物療法や手術のような有害事象のリスクは基本的になく，被検者の心理的・時間的負担と検者側の負担(人的コスト)くらいが不利益である．したがって，益がある程度期待できればバランスが推奨に傾くのも肯けよう．ただ，臨床現場では人的コストがCGAの最も大きな障壁であり，そのコストに見合う効果が期待できるのかという点が大きな課題である．今回のガイドライン作成でもコストをアウトカムに含めてSRを行ったが，残念ながらその点を評価できたCQはほとんどなかった．

以上，『CGAに基づく診療・ケアガイドライン』として作成したが，診療やケアに直接還元できる実践的エビデンスはまだ不十分ということもよくわかり，今後の研究により穴を埋めていくことが求められる．一方で，領域によっては今後本当にRCTが行われるのか，あるいは行うことが妥当なのかという議論も審議の過程で行われた．本ガイドラインの普及，さらにはさまざまな領域別ガイドラインでのCGA推奨により，CGAが当たり前に実践されるようになれば，それらの基本的研究は飛ばして次の段階へと進む時代になろう．そのような時代とガイドラインの改訂を目指しつつ，まずは皆さまの力も借りて本ガイドラインの普及啓発を進めていきたい．

CGA総論

CGA 総論

CGA とは

高齢者総合機能評価(Comprehensive Geriatric Assessment：CGA)とは，疾患の評価に加えて，日常生活活動度(ADL)，手段的ADL，認知機能，気分・意欲・QOL，社会的背景等を系統的に評価する手法を指す．主な評価指標を表1に示すが，詳しくは「Ⅰ．CGAの各要素とそのツールの効果」(pp7-47)を参照していただきたい．

CGAおよび各要素の評価指標は，後述するように高齢者の経過予測に役立つが，これらは単に現状評価や予後予測に使うことが目的ではない．高齢者の状態に最適な診療やケアを考案する，つまり個別化した医療・ケアの提供のために利用するのが本来の目的であり，本ガイドラインの名称でもその点を明確にした．最近では，評価とそれに基づいた介入までのプロセスを含めてCGAとすることも多くなってきている[1]．

CGA の意義

本ガイドラインでは文献的エビデンスに基づいてCGAの有用性を評価したが，一般的に考えられるCGAの意義について解説しておきたい．

症例1

80歳，男性

診断：糖尿病，糖尿病合併症(網膜症，神経症，腎症)，高血圧，心不全

老年症候群：易転倒性，記憶障害，頻尿

定期検査：血液検査，尿検査，胸部X線

常用薬：経口糖尿病治療薬，ACE阻害薬，Ca拮抗薬，利尿薬，抗血小板薬

» CGA

基本的ADL：Barthel Index 90/100 (△階段，△排尿コントロール)

手段的ADL：Lawton 2/8 (×買物，×食事の支度，×家事，×洗濯，×交通手段，×服薬管理)

認知機能：HDS-R 20/30，MMSE 23/30 (時間の見当識，短期記憶等で失点)

気分・意欲：GDS 4/15，Vitality Index (意欲の指標) 8/10

社会的背景：妻と同居，杖歩行，要介護認定未取得

症例1は，糖尿病罹患歴が長く複数の合併症，併存症を有する症例である．妻が身の回りのことをほとんどやっているので生活には特に支障ないが，最近時々つまずいて転倒することと物忘れが目立つようになったことを外来で妻が報告した．CGAを実施したところ，杖

表1　CGAの構成要素とその主なツール

1．スクリーニング
- CGA7，基本チェックリストなど

2．日常生活活動度（Activities of Daily Living：ADL）
- 基本的ADL：Barthel Index
- 手段的ADL：Lawton's IADL，老研式活動能力指標

3．認知機能
- Mini-Mental State Examination（MMSE），改訂長谷川式簡易知能評価スケール（HDS-R），DASC-21，ABC認知症スケールなど

4．気分・意欲・QOL
- Geriatric Depression Scale（GDS），意欲の指標（Vitality Index）
- QOL: Short Form（SF）-8など

5．社会的背景
- 要介護認定，家族関係，自宅環境，財産，地域医療福祉資源など

注：上記ツールには著作権が存在するものがあり，使用に際しては留意いただきたい．

歩行であるものの平地歩行など基本的ADLはほぼ保たれており，一方で妻が長年世話していることもあるが手段的ADLに問題が多く，特に服薬管理に支障があり，残薬がかなり多いことがわかった．また，認知機能では時間の見当識と短期記憶を中心に失点が目立ち，軽度認知症レベルの点数であった．さらに生活状況をよく聞き取っていくと，下肢筋力も低下しているが，視力低下により障害物がよく見えていないことが転倒の最大の原因であること，糖尿病治療薬とACE阻害薬，Ca拮抗薬，抗血小板薬は半分程度しか服用しておらず，血糖管理不良の一因にもなっていることがわかった．服薬管理については認知機能の低下に由来すると考えて，妻に支援を依頼するとともに，転倒リスクを考慮して抗血小板薬の中止，降圧薬の減量（Ca拮抗薬の中止），処方全般の見直しと服用法の単純化を行った．認知機能低下については認知症疑いとして精査を予定した．また，介護予防サービスの導入や転倒予防のための住宅改修を視野に，介護保険申請を行うこととした．その際の主治医意見書作成ではCGAの結果が参考になる．

このように，**CGAを行うことで生活状況の全般的把握とさらに詳しい確認を行うためのヒントが得られる**ことがまず利点である．さらには，**疾患・病態の管理上も本人の状況に合わせて適切と思われる対応を取ることが可能になる**点も大きなメリットである．

症例2

76歳，女性

診断：骨粗鬆症（胸腰椎多発圧迫骨折），変形性膝関節症，不眠症

老年症候群：歩行困難，腰痛，食欲不振・体重減少，便秘

定期検査：血液検査，骨密度測定

常用薬：骨粗鬆症治療薬，鎮痛薬，緩下薬，睡眠薬

≫CGA

基本的ADL：Barthel Index 85/100（△平地歩行，△階段，△排便コントロール）

手段的ADL：Lawton 6/8（×買物，×食事の支度）

認知機能：HDS-R 28/30，MMSE 28/30（見当識で失点）
気分・意欲：GDS 12/15，Vitality Index（意欲の指標）7/10
社会的背景：独居（娘が隣の市に在住），外出時は歩行器使用，要支援2

症例2は，骨粗鬆症による胸腰椎多発圧迫骨折と変形性膝関節症に慢性腰痛もあって，歩行や身体動作に制限があり，閉じこもりがちの生活を送っている症例である．便秘や不眠，食欲不振・体重減少にもこれらの病態が寄与していると考えられ，フレイル状態に陥ってきている．CGAを行うと，基本的ADLで移動能力の低下，排便コントロールに問題がある（緩下薬使用のせいもあるのか時に便失禁）．手段的ADLはほぼ保たれているが，歩行困難のために食材の買い物が十分にできず，また調理は可能だが，おっくうで総菜や弁当中心の食事で，食欲もないので食事を抜くこともある．認知機能は保たれているが，GDS 12/15点とうつ状態である．娘が週に1～2回訪問し，買い物や掃除などをしてくれる．要支援2を取得しているが介護サービスは利用していない．うつ状態および身体機能の改善のためにレクリエーションやリハビリテーションが必要であり，ケアマネジャーを介して通所サービスを利用することとし，ヘルパーによる生活支援も開始してもらった．うつに対しての薬物療法も今後検討していくこととした．

この症例では，**CGAを実施することで医学的および生活上の問題を把握して適切な介入につなげる**ことができた．また，CGAの結果を示すことでケアマネジャーも状況をすぐに理解し対応してくれたが，**CGAは血液検査や画像診断と違い介護福祉関係の専門職も理解できるいわば多職種の共通言語**であることがよくわかる．

逆に，これらの症例でCGAをまったく実施しなかったらどうであろうか？ 加齢変化や持病のせいなどとして大した問題意識を持たず，経過観察のみで介入につながらなかった可能性は十分ある．または，身体疾患を念頭に置いた諸検査や訴えに対しての対症療法は行われたかもしれないが，それらがより良好な転帰につながる可能性は低いであろう．

そもそも高齢者にとって良好な転帰とは何であろうか？ 一般成人に対する医療ではゴールドスタンダードとされる死亡率の低下が，高齢者医療では必ずしも最重要視されるわけではない．高齢者に限らずとも健康長寿が強調され，QOLで調整したQALY（quality-adjusted life year）をアウトカム評価や医薬品などの費用対効果評価に用いることが国際標準になってきている[2]．高齢者医療におけるアウトカムの優先順位に関する意識調査の結果[3]では，医師等の医療提供側および受療側である高齢者の双方にとって「死亡率の低下」はさほど重要ではなく（実際には12項目中最下位），「QOLの改善」や「身体機能の回復」「介護者の負担軽減」「活動能力の維持」「精神状態の改善」が重視されていた．本ガイドラインでも，そのような視点からクリニカルクエスチョン（CQ）毎にアウトカムを設定してシステマティックレビューと推奨度の決定を行った．また，これらのアウトカムが重要ならば，診療やケアでも評価しなければならず，それらを系統的に評価する手法であるCGAの意義は十分にあることは当然である．

CGAの歴史と現状

2003年に刊行された『高齢者総合的機能評価ガイドライン』[4]および文献[5]に詳述されている内容を基に，表2の年表および以下の記述をまとめた．

CGAの生みの親(老年医学の母とも呼ばれる)は英国のMarjory Warrenである．1935年に高齢者施設を担当し，障害の程度に応じて入居ユニットを分け，適切と思われる介護やリハビリテーション，医療を施し大きな成果が得られた[6]．

1984年には米国カリフォルニア大学ロサンゼルス校(UCLA)のLaurence Z. Rubenstein(老年医学の父とも呼ばれる)らがランダム化比較試験(RCT)で入院患者に対するCGAの予後改善効果を示した[7]．その後，在宅医療や外来を含めて次々と同様の研究が行われ，1993年にはRCTのメタ解析により生命予後や身体機能，認知機能の改善効果も示された[8]．最近のメタ解析でも老年症候群の改善や在院日数の減少が示されているが[9]，単にCGAを実施するだけでなく，老年科医の関与や多職種協働との複合的効果である点に注目する必要がある．

日本でのCGA導入は1990年，高知医大・小澤利男教授(当時)が臨床研究に取り入れたのが端緒で，松林公蔵助教授(当時)が国内外で評価される成果を報告している．その後，東京都老人医療センター(現・東京都健康長寿医療センター)，東大老年病科，国立療養所中部病院(現・国立長寿医療研究センター)など医療現場での導入も進んだが，まだ全国的普及には程遠かった．

このような状況を大きく変えたのは2000年の介護保険制度の開始，2008年に入院診療報酬に総合評価加算が導入されたこと，そしてCGAのエビデンスや実践法をまとめた2003年の『高齢者総合的機能評価ガイドライン』刊行であろう．介護保険の要介護認定では，主治医意見書を記入する際に，患者の日常生活機能を把捉して，必要な介護サービスと共に記載しなければならない．結果的に，ほとんどのかかりつけ医がCGAの少なくとも一部を実施することになった．総合評価加算(現在は総合機能評価加算)では，各病院1人以上の医師がCGAに関する研修を受講していることが算定要件の一つとなったが，日本老年医学会では『高齢者総合的機能評価ガイドライン』の内容を含む高齢者医療研修会を開催しており(一部は関係団体との共催)，数千人の研修修了者を出している．総合評価加算の効果につ

表2　CGAの歴史年表

年	事項
1935年	英国Marjory Warren，施設入所者にCGAを行う
1984年	米国Laurence Z. Rubenstein，RCTでCGAの生命予後などの改善効果を報告
1993年	米国Stuck，RCTのメタ解析でCGAの効果を証明
日本におけるCGAの導入	
1990年	高知医大・小澤利男教授(当時) CGAを臨床研究として導入
1993年	東京都老人医療センターで日本初のCGA病棟が開設
1995年	東京大学老年病科，65歳以上の症例にCGAを必須化
1997年	国立療養所中部病院でCGA外来が開設
1998年	国立療養所中部病院で包括的機能病棟が開設
2000年	介護保険制度開始，要介護認定意見書でCGA項目が採用
2003年	CGAガイドライン(鳥羽研二)
2008年	総合評価加算が入院診療報酬に導入

いても検証されており，観察研究ではあるものの傾向スコアマッチングによる解析で，脳梗塞患者の生命予後や在院日数，ポリファーマシーの改善はCGA実施者では非実施者に比べて優れていたと報告されている[10, 11]．以上のように，CGAがわが国で普及しつつあることは確かであり，今後は本ガイドラインの内容を踏まえてさらなる普及啓発が期待される．さらには，CGAの概念や定義，評価ツールも発展してきており，それらを受けて本ガイドラインも将来は改訂していかなければならない．

文献

1) Parker SG, et al：What is comprehensive geriatric assessment（CGA）? An umbrella review. Age Ageing, 47：149-155, 2018.
2) 五十嵐中：医薬品の経済評価事例と活用の可能性．保健医療科学，62：605-612, 2013.
3) Akishita M, et al：Priorities of health care outcomes for the elderly. J Am Med Dir Assoc, 14：479-484, 2013.
4) 鳥羽研二 監：高齢者総合的機能評価ガイドライン，厚生科学研究所，2003.
5) 鳥羽研二：高齢者総合的機能評価ガイドライン．日老医誌，42：177-180, 2005.
6) St John PD, et al：The relevance of Marjory Warren's writings today. Gerontologist, 54：21-29, 2014.
7) Rubenstein LZ, et al：Effectiveness of a geriatric evaluation unit. A randomized clinical trial. N Engl J Med, 311：1664-1670, 1984.
8) Stuck AE, et al：Comprehensive geriatric assessment：a meta-analysis of controlled trials. Lancet, 342：1032-1036, 1993.
9) Fox MT, et al：Effectiveness of acute geriatric unit care using acute care for elders components：a systematic review and meta-analysis. J Am Geriatr Soc, 60：2237-2245, 2012.
10) Hosoi T, et al：Association between comprehensive geriatric assessment and short-term outcomes among older adult patients with stroke：a nationwide retrospective cohort study using propensity score and instrumental variable methods. EClinicalMedicine, 23：100411, 2020.
11) Hosoi T, et al：Association between comprehensive geriatric assessment and polypharmacy at discharge in patients with ischaemic stroke：a nationwide, retrospective, cohort study. EClinicalMedicine, 50：101528, 2022.

各論

I

CGAの各要素とそのツールの効果

1 スクリーニング

CQ I-1

高齢者においてCGAによるスクリーニングは有用か？

»ステートメント

高齢者に対してCGAによるスクリーニングを行うことを推奨する.

エビデンスの強さ ▸ B　推奨度 ▸ 1 （合意率：100％）

解説

システマティックレビューで採用された文献のうち，ランダム化比較試験（randomized controlled trial：RCT）は6件であった．高齢者総合機能評価（comprehensive geriatric assessment：CGA）は高齢者の医療と生活機能を多面的に評価するものであり，それにより現時点での生活上の問題や将来問題に発展するリスクを抽出する．CGAはスクリーニングの役割を担うが，基本チェックリスト，CGA7，DASC-21などの簡便なスクリーニングツールも臨床現場で活用され，これらもCGAの一部である．

システマティックレビューにおいては，外来，入院中，在宅でのCGAによるスクリーニングの有用性について，「死亡率の低下」「入院期間の短縮」「ポリファーマシーの改善」「コストの増加」の各項目を重要視して調べた．CGAによるスクリーニングとその結果に基づいた介入の有無でランダムに割り付け，アウトカムを評価したRCTによる研究報告は6件であった．

外来CGAについては，75歳以上の外来患者を対象に，CGAに基づくケアと通常ケアを比較したスウェーデンの研究が抽出された．同研究ではCGAは介入から36ヵ月時点でコストの増加なく，生存期間の延長（ハザード比（HR）：1.49 [95％CI：1.05 to 2.12]）と在院日数の短縮（15.1日 *vs* 21.0日；$p = 0.01$）に寄与した[1]．またCGAが救急外来受診後のアウトカムを改善する可能性も示唆されている．救急外来受診から帰宅した75歳以上の患者を対象に，CGAと連続したケア介入の有無を比較したオーストラリアの研究において，CGA実施群では対照群（通常ケア）と比べ，救急受診後30日間の全入院（16.5％ *vs* 22.2％；$p = 0.048$），および18ヵ月間の緊急入院率（44.4％ *vs* 54.3％；$p = 0.007$）が低下した一方，死亡率に差は認めなかった[2]．

入院中CGAについては，75歳以上のフレイル患者を対象に，CGAケアユニットと通常ケアユニットでの急性期ケアを比較したスウェーデンの研究が抽出された．同研究では，

CGAケアユニットでケアを受けた場合，3ヵ月後の健康関連QOLの低下が少なく，死亡率も有意に低下した一方(HR：0.55 [95%CI：0.32 to 0.96])，入院や通院にかかる医療・看護の費用の増加は発生しなかった[3]．入院中の術前評価CGAの有用性を検討した英国の研究においても，血管手術を受ける65歳以上の患者に対する術前CGAは在院日数の短縮と関連し(幾何平均比：0.60 [95%CI：0.46 to 0.79])，せん妄などの術後合併症の発生率も低下していた[4]．

在宅CGAの有効性を検討したドイツの研究においても，CGAとかかりつけ医への情報共有を行った群での死亡率は有意に低下し(オッズ比(OR)：0.78 [95%CI：0.67 to 0.91])，プライマリケアを含めたあらゆる医療現場におけるCGAの肯定的な結果を支持するものであった[5]．またCGAの間接的な効果として，CGAに基づいて在宅医療を提供したことで医療・介護費用が抑えられたとの報告もある[6]．

後ろ向きコホート研究調査としては，入院中CGAの有用性を調べた日本の研究が2件，術前CGAの有用性を調べたカナダの研究が1件報告されている．日本の研究2件は共に65歳以上の脳梗塞入院患者を対象とし，1件の研究ではCGAは入院中死亡率(介入群：3.6% *vs* 非介入群：4.1%；$p<0.001$)および長期入院率(同：8.7% *vs* 10.1%；$p<0.001$)の低下と有意に関連した[7]．もう1件の研究は内服可能な患者に限定し，同様にCGAは退院時ポリファーマシー率(介入群：32.9% *vs* 非介入群：34.3%；$p<0.001$)および処方薬剤種類数(同：3.76種類 *vs* 3.84種類；$p<0.001$)の低下と有意に関連することが示された[8]．術前CGAの研究においては，CGAは死亡率低下と有意に関連した一方(HR：0.81 [95%CI：0.68 to 0.95])，入院期間に差はなく，医療費はわずかな上昇(OR：1.03 [95%CI：1.01 to 1.05])にとどまったことが報告されている[9]．

コクラン共同計画におけるシステマティックレビューでは，入院患者，外科的治療を受ける患者および地域在住のフレイル高齢者を対象とし，CGAの有効性を検討した報告がある[10-13]．これらの報告ではCGA実施群で死亡率は低下/有意差なし，予定外入院リスクの低下とわずかな入院期間の短縮(エビデンスの確実性：高～中程度)の結果が示された一方，医療費に関してはCGAによりわずかに増加する可能性(エビデンスの確実性：低)が示唆されている．しかし，医療・介護費用に関しては各国の制度の違いもあり，研究間での直接比較は難しい．

以上より，死亡率や入院期間，ポリファーマシーの改善について，CGAが行われる現場を問わず，多くの文献で共通した方向性が得られたことからエビデンスの強さは“B”とし，CGAを行うことを推奨する．今後，スクリーニングツールを用いた研究や，日本人高齢者を含めたより精度や質の高い研究が求められる．

文献

1) Ekdahl AW, et al：Long-term evaluation of the ambulatory geriatric assessment-a frailty intervention trial (AGe-FIT) -clinical outcomes and total costs after 36 months. Eur Geriatr Med, 6：S179, 2015.

2) Caplan GA, et al：A randomized, controlled trial of comprehensive geriatric assessment and multidisciplinary intervention after discharge of elderly from the emergency department--the DEED II study. J Am Geriatr Soc, 52：1417-1423, 2004.

3) Ekerstad N, et al：Is the acute care of frail elderly patients in a comprehensive geriatric assessment unit superior to conventional acute medical care? Clin Interv Aging, 12：1-9, 2017.
4) Partridge JS, et al：Randomized clinical trial of comprehensive geriatric assessment and optimization in vascular surgery. Br J Surg, 104：679-687, 2017.
5) Frese T, et al：In-home preventive comprehensive geriatric assessment (CGA) reduces mortality--a randomized controlled trial. Arch Gerontol Geriatr, 55：639-644, 2012.
6) Singh S, et al：Is comprehensive geriatric assessment hospital at home a cost-effective alternative to hospital admission for older people? Age Ageing, 51：afab220, 2022.
7) Hosoi T, et al：Association between comprehensive geriatric assessment and short-term outcomes among older adult patients with stroke：a nationwide retrospective cohort study using propensity score and instrumental variable methods. EClinicalMedicine, 23：100411, 2020.
8) Hosoi T, et al：Association between comprehensive geriatric assessment and polypharmacy at discharge in patients with ischaemic stroke：a nationwide, retrospective, cohort study. EClinicalMedicine, 50：101528, 2022.
9) McIsaac DI, et al：Effect of preoperative geriatric evaluation on outcomes after elective surgery：a population-based study. J Am Geriatr Soc, 65：2665-2672, 2017.
10) Eamer G, et al：Comprehensive geriatric assessment for older people admitted to a surgical service. Cochrane Database Syst Rev, CD012485, 2018.
11) Ellis G, et al：Comprehensive geriatric assessment for older adults admitted to hospital. Cochrane Database Syst Rev, CD006211, 2017.
12) Ellis G, et al：Comprehensive geriatric assessment for older adults admitted to hospital. Cochrane Database Syst Rev, CD006211, 2011.
13) Briggs R, et al：Comprehensive geriatric assessment for community-dwelling, high-risk, frail, older people. Cochrane Database Syst Rev, CD012705, 2022.

作成グループにおける，推奨に関連する価値観や好み

本CQに対する推奨の作成にあたっては，外来，入院，施設入所者に対する死亡率の低下，入院期間の短縮，ポリファーマシーの改善，コストの増加を重要視した．

推奨の強さに影響する要因

①アウトカム全般に関する全体的なエビデンスが強い	
1：はい	死亡率や入院期間，ポリファーマシーの改善について，CGAが行われる現場を問わず有用である可能性が示された．
②益と害とのバランスが確実（コストは含めない）	
1：はい	死亡率と入院期間の短縮，ポリファーマシーの増加に関してはCGA実施群でおおむね有意に改善，あるいは対照群と変わらない結果が示されており，エビデンスは弱いが望ましい効果はみられる．CGAに伴う患者負担は小さいと考えられることから，益と害のバランスは確実度が高いとした．
③患者の価値観や好み，負担の確実さ	
1：はい	本CQに対する患者（家族）の価値観や好みにばらつきは大きくないと考えられる．
④正味の利益がコストや資源に十分見合ったものかどうか	
2：いいえ	判断するためのエビデンスが不十分である．

推奨度

1（強い）：「行うこと」を推奨する．

スクリーニングに関するCGAツールの紹介

総合機能評価は，高齢者の医療と生活機能を多面的に評価するもので，現場で実践するためのツールが複数開発されている．

1 基本チェックリスト

基本チェックリスト(表1)は評価対象者が自記式で回答を記入する調査票で，フレイルの判定に用いることができる．25個の質問項目のうち，1～3は手段的ADL，4～5は社会的ADL，6～10は運動・転倒，11～12は栄養，13～15は口腔機能，16～17は閉じこもり，18～20は認知症，21～25はうつに関する内容である．各項目の合計点が一定以上の場合，地域包括支援センターで

表1　基本チェックリスト

No	質問項目	回答		評価内容
1	バスや電車で1人で外出していますか	0.はい	1.いいえ	手段的ADL
2	日用品の買い物をしていますか	0.はい	1.いいえ	
3	預貯金の出し入れをしていますか	0.はい	1.いいえ	
4	友人の家を訪ねていますか	0.はい	1.いいえ	社会的ADL
5	家族や友人の相談にのっていますか	0.はい	1.いいえ	
6	階段を手すりや壁をつたわらずに昇っていますか	0.はい	1.いいえ	運動・転倒
7	椅子に座った状態から何もつかまらずに立ち上がっていますか	0.はい	1.いいえ	
8	15分位続けて歩いていますか	0.はい	1.いいえ	
9	この1年間に転んだことがありますか	1.はい	0.いいえ	
10	転倒に対する不安は大きいですか	1.はい	0.いいえ	
11	6ヵ月間で2～3kg以上の体重減少がありましたか	1.はい	0.いいえ	栄養
12	身長　　cm　体重　　kg　(BMI＝　　)(注)			
13	半年前に比べて固いものが食べにくくなりましたか	1.はい	0.いいえ	口腔機能
14	お茶や汁物等でむせることがありますか	1.はい	0.いいえ	
15	口の渇きが気になりますか	1.はい	0.いいえ	
16	週に1回以上は外出していますか	0.はい	1.いいえ	閉じこもり
17	昨年と比べて外出の回数が減っていますか	1.はい	0.いいえ	
18	周りの人から「いつも同じ事を聞く」などの物忘れがあると言われますか	1.はい	0.いいえ	認知症
19	自分で電話番号を調べて，電話をかけることをしていますか	0.はい	1.いいえ	
20	今日が何月何日かわからない時がありますか	1.はい	0.いいえ	
21	(ここ2週間)毎日の生活に充実感がない	1.はい	0.いいえ	うつ
22	(ここ2週間)これまで楽しんでやれていたことが楽しめなくなった	1.はい	0.いいえ	
23	(ここ2週間)以前は楽にできていたことが今はおっくうに感じられる	1.はい	0.いいえ	
24	(ここ2週間)自分が役に立つ人間だと思えない	1.はい	0.いいえ	
25	(ここ2週間)わけもなく疲れたような感じがする	1.はい	0.いいえ	

(注) BMI(＝体重(kg)÷身長(m)÷身長(m))が18.5未満の場合に該当とする．

(出典：厚生労働省『介護予防・日常生活支援総合事業のガイドライン』p67，2022)

実施される介護予防プログラムを勧める．入院時の問診票として用いられる場合もある一方で，排泄やセルフケアなどの基本的ADLに関する設問が含まれていないため，必要に応じて適宜補う．

2 CGA7

CGA7（表2）は総合機能評価の最も簡易なスクリーニング検査で，5分以内で実施可能であり，検査に際して専門職を必要としないなど，診療の一部として容易に実践可能である．意欲，認知機能，手段的ADL，基本的ADL，情緒・気分の調査内容のうち，意欲の調査内容に関しては，自ら進んで挨拶する（外来患者の場合），自ら定時に起床するまたはリハビリその他の活動に積極的に参加する（入院患者または施設入所者の場合），と患者状況に応じて評価する．手段的ADLの調査内容に関しても同様に，「ここまでどうやって来ましたか？」（外来患者の場合），「普段バスや電車，自家用車を使ってデパートやスーパーマーケットに出かけますか？」（入院患者または施設入所者の場合）などと患者状況に応じた評価を行う．上記いずれかの項目で“問題あり”と判断されたら，次のステップとしてVitality index，MMSEまたはHDS-R，IADL，Barthel index，GDS-15などに基づく，より詳細な総合機能評価を実施する．

表2　CGA7：評価内容，成否，解釈，次のステップ

No	CGA7の質問	評価内容	正否と解釈	次へのステップ
1	〈外来患者〉 診察時に被験者の挨拶を待つ	意欲	正：自分から進んで挨拶する 否：意欲の低下	Vitality index
	〈入院患者・施設入所者〉 自ら定時に起床するか，もしくはリハビリへの積極性で判断		正：自ら定時に起床する，またはリハビリその他の活動に積極的に参加する 否：意欲の低下	
2	「これから言う言葉を繰り返して下さい（桜，猫，電車）」， 「あとでまた聞きますから覚えておいて下さい」	認知機能	正：可能（できなければ4は省略） 否：復唱ができない⇒難聴，失語などがなければ中等度の認知症が疑われる	MMSE・HDS-R
3	〈外来患者〉 「ここまでどうやって来ましたか？」	手段的ADL	正：自分でバス，電車，自家用車を使って移動できる 否：付き添いが必要⇒虚弱か中等度の認知症が疑われる	IADL
	〈入院患者・施設入所者〉 「普段バスや電車，自家用車を使ってデパートやスーパーマーケットに出かけますか？」			
4	「先程覚えていただいた言葉を言って下さい」	認知機能	正：ヒントなしで全部正解．認知症の可能性は低い 否：遅延再生（近時記憶）の障害⇒軽度の認知症が疑われる	MMSE・HDS-R
5	「お風呂は自分ひとりで入って，洗うのに手助けは要りませんか？」	基本的ADL	正：6は，失禁なし，もしくは集尿器で自立．入浴と排泄が自立していれば他の基本的ADLも自立していることが多い 否：入浴，排泄の両者が×⇒要介護状態の可能性が高い	Barthel index
6	「失礼ですが，トイレで失敗してしまうことはありませんか？」			
7	「自分が無力だと思いますか？」	情緒・気分	正：無力と思わない 否：無力だと思う⇒うつの傾向がある	GDS-15

（出典：日本老年医学会『健康長寿診療ハンドブック』pp6-7，2011；鳥羽研二：高齢者総合的機能評価ガイドライン．日老医誌，42：177-180，2005）

2 ADL（基本的 ADL，手段的 ADL）

CQ I-2

高齢者においてADL評価は有用か？

»ステートメント

高齢者に対してADL評価を行うことを推奨する．

エビデンスの強さ ▸ C　推奨度 ▸ 1 （合意率：90%）

解説

システマティックレビューで採用された文献は10件（レビュー：1件，ランダム化比較試験（RCT）：2件，コホート研究：4件，横断研究：1件，その他の観察研究：2件（サブ解析：1件，データベース：1件）であった．

CGAは高齢者の疾患や生活機能などを多面的に評価するものであり，日常生活機能としてADL（基本的ADL，手段的ADL）評価は重要と考えられている．CGAとして用いられている基本チェックリスト，CGA7，DASC-21などによるスクリーニングの際にもADL評価が含まれている．

今回のシステマティックレビューでは，外来，入院，施設入所の高齢者を対象としたADL（基本的ADL，手段的ADL）評価の有用性について，「死亡率の低下」「施設入所増加」「コストの増加」「介護サービス適正化」の各項目を重要視して調べた．CGA実施の有無をランダムに割り付け，前述のアウトカムを評価した研究報告は認められなかった．

一方，コホート研究として，CGAはコストの増加に寄与するか解析した研究が1件報告されている[1]．この研究は急性期病院高齢入院患者を対象者として，CGA実施による3ヵ月間の費用対効果を調べた内容である．その結果，プライマリケア，病院におけるケア，自治体によるケアにおいて，多変量解析によりCGA実施群の方がCGA非実施群と比較して費用対効果が有意に良好であった[1]．

高齢者を対象としたADL（基本的ADL，手段的ADL）評価は，CGAの内容とも関連し，高齢者医療，生活介助，介護予防などにおいて有効性を発揮する可能性が示唆されるが，それらを検証している研究は依然として非常に少ない．今後，日本人高齢者を含めたより精度や質の高い研究が求められる．

文献

1) Ekerstad N, et al：Short-term resource utilization and cost-effectiveness of comprehensive geriatric assessment in acute hospital care for severely frail elderly patients. J Am Med Dir Assoc, 19：871-878, 2018.（C1C01611）

作成グループにおける，推奨に関連する価値観や好み

本CQに対する推奨の作成にあたっては，外来，入院，施設入所の高齢者に対する死亡率の低下，施設入所増加，コストの増加，介護サービス適正化を重要視した．

推奨の強さに影響する要因

①アウトカム全般に関する全体的なエビデンスが強い	
2：いいえ	高齢者を対象としたADL評価はCGAの内容とも関連し，高齢者医療，生活介助，介護予防などにおいて有効性を発揮する可能性が示唆されるが，そのエビデンスは乏しい．
②益と害とのバランスが確実（コストは含めない）	
1：はい	死亡率と施設入所増加，介護サービス適正化に関してCGA実施に伴うエビデンスはなかったが，CGAに伴う患者負担は小さいと考えられることから，益と害のバランスは確実度が高いとした．
③患者の価値観や好み，負担の確実さ	
1：はい	本CQに対する患者（家族）の価値観や好みにばらつきは大きくないと考えられる．
④正味の利益がコストや資源に十分見合ったものかどうか	
2：いいえ	判断するためのエビデンスが不十分である．

推奨度

1（強い）：「行うこと」を推奨する．

ADLに関するCGAツールの紹介

1 基本的ADL（Basic Activity of Daily Living：BADL）

◆Barthel Index（表1）

世界的に用いられているADL評価法の一つで，わが国でも医療現場や介護現場などにおいて，高齢者の現在のBADLを把握することを目的に広く活用されている．日常生活を営む上でのBADLとして，「食事」「車椅子からベッドへの移乗」「整容」「トイレ動作」「入浴」「歩行」「階段昇降」「着替え」「排便コントロール」「排尿コントロール」の10項目で構成されている．項目によって不能から自立までの2～4段階に分けて，主として自立・部分介助・全介助の観点から評価する．Barthel Indexを100点満点として，各項目を自立度に応じて15点，10点，5点，0点のいずれかで採点し，点数が高いほど自立していることを表す．

2 手段的ADL（Instrumental Activity of Daily Living：IADL）

IADLは，BADLの次の段階を指し，掃除・料理・洗濯・買い物などの家事や交通機関の利用，電話対応などのコミュニケーション，スケジュール調整，服薬管理，金銭管理，趣味などの複雑な日常生活動作を指す．

◆Lawton's IADL

Lawtonの尺度（表2）は電話をする能力，買い物，食事の準備，家事，洗濯，移動の形式，服薬管理，金銭管理の8項目で構成され，各項目につき3～5段階で実施し，点数が高いほど自立度が高いことを表す．当初の出典元では，男性の場合に食事の準備，家事，洗濯の3項目は評価の対象外となっていたが，現在では男性，女性いずれも8項目で評価することが推奨されている．

◆老研式活動能力指標

老研式活動能力指標（表3）は，IADL（交通機関を使っての外出，買い物，食事の準備，請求書の支払い，預金の出し入れなど：項目1～5），知的能動性（書類を書く，新聞を読む，本・雑誌を読む，健康についての記事・番組に興味があるなど），社会的役割（友人への訪問，家族や友人からの相談，病人のお見舞い，若い人に自分から話しかけるなど）の13項目から構成され，各質問項目に対して「はい・いいえ」で回答し，点数が高いほど自立度が高いことを表す．項目1～5のIADLに関しては，4点以下でIADL障害ありと判定する．

表1　Barthel Index

		点数	質問内容
1	食事	10	自立，自助具などの装着可，標準的時間内に食べ終える
		5	部分介助(たとえば，おかずを切って細かくしてもらう)
		0	全介助
2	車椅子からベッドへの移動	15	自立，ブレーキ，フットレストの操作も含む(非行自立も含む)
		10	軽度の部分介助または監視を要する
		5	座ることは可能であるがほぼ全介助
		0	全介助または不可能
3	整容	5	自立(洗面，整髪，歯磨き，ひげ剃り)
		0	部分介助または不可能
4	トイレ動作	10	自立(衣服の操作，後始末を含む，ポータブル便器などを使用している場合はその洗浄も含む)
		5	部分介助，体を支える，衣服，後始末に介助を要する
		0	全介助または不可能
5	入浴	5	自立
		0	部分介助または不可能
6	歩行	15	45メートル以上の歩行，補装具(車椅子，歩行器は除く)の使用の有無は問わず
		10	45メートル以上の介助歩行，歩行器の使用を含む
		5	歩行不能の場合，車椅子にて45メートル以上の操作可能
		0	上記以外
7	階段昇降	10	自立，手すりなどの使用の有無は問わない
		5	介助または監視を要する
		0	不能
8	着替え	10	自立，靴，ファスナー，装具の着脱を含む
		5	部分介助，標準的な時間内，半分以上は自分で行える
		0	上記以外
9	排便コントロール	10	失禁なし，浣腸，坐薬の取り扱いも可能
		5	ときに失禁あり，浣腸，坐薬の取り扱いに介助を要する者も含む
		0	上記以外
10	排尿コントロール	10	失禁なし，収尿器の取り扱いも可能
		5	ときに失禁あり，収尿器の取り扱いに介助を要する者も含む
		0	上記以外
合計得点(　　　/100点)			

※1　得点：0～15点　※2　得点が高いほど，機能的評価が高い．

(出典：厚生労働省『ADL維持向上等体制加算に係る評価書』診療報酬の算定方法の一部改正に伴う実施上の留意事項について，保医発0305第1号 別紙様式7の2，2018)

表2　Lawtonの尺度

	項目	採点
A　電話を使用する能力		
	1．自分で番号を調べて電話をかけることができる	1
	2．2～3のよく知っている番号であればかけることができる	1
	3．電話には出られるが自分からかけることはできない	1
	4．まったく電話を使用できない	0
B　買い物		
	1．すべての買い物を自分で行うことができる	1
	2．少額の買い物は自分で行うことができる	0
	3．誰かが一緒でないと買い物ができない	0
	4．まったく買い物はできない	0
C　食事の支度		
	1．自分で考えてきちんと食事の支度をすることができる	1
	2．材料が用意されれば適切な食事の支度をすることができる	0
	3．支度された食事を温めることはできる，あるいは食事を支度することはできるがきちんとした食事をいつも作ることはできない	0
	4．食事の支度をしてもらう必要がある	0
D　家事		
	1．力仕事以外の家事を1人でこなすことができる	1
	2．皿洗いやベッドの支度などの簡単な家事はできる	1
	3．簡単な家事はできるが，きちんと清潔さを保つことができない	1
	4．すべての家事に手助けを必要とする	1
	5．まったく家事はできない	0
E　洗濯		
	1．自分の洗濯はすべて自分で行うことができる	1
	2．靴下などの小物の洗濯を行うことはできる	1
	3．洗濯は他の人にしてもらう必要がある	0
F　交通手段		
	1．1人で公共交通機関を利用し，あるいは自家用車で外出することができる	1
	2．1人でタクシーは利用できるが，その他の公共輸送機関を利用して外出することはできない	1
	3．付き添いが一緒なら，公共交通機関を利用し外出することができる	1
	4．付き添いが一緒であれば，タクシーか自家用車で外出することができる	0
	5．まったく外出することができない	0
G　服薬の管理		
	1．自分で正しい時に正しい量の薬を飲むことができる	1
	2．前もって薬が仕分けされていれば，自分で飲むことができる	0
	3．自分で薬を管理することができない	0
H　金銭管理能力		
	1．家計を自分で管理できる（支払計画・実施ができる，銀行へ行くこと等）	1
	2．日々の支払いはできるが，預金の出し入れや大きな買い物等では手助けを必要とする	1
	3．金銭の取り扱いを行うことができない	0

出典元では，男性の場合C，D，Eの項目は対象外となっていたが，現在では男性についても8項目で評価することが推奨される．採点は各項目ごとに該当する右端の数値を合計する（0～8点）．点数が高いほど自立していることを表す．

（出典：Lawton MP, et al：Assessment of older people：self-maintaining and instrumental activities of daily living. Gerontologist, 9：179-186, 1969；日本老年医学会HP『高齢者診療におけるお役立ちツール』Website URL：<https://www.jpn-geriat-soc.or.jp/tool>）

表3　老研式活動能力指標

毎日の生活についてうかがいます．以下の質問のそれぞれについて，「はい」「いいえ」のいずれかに○をつけて，お答えください．質問が多くなっていますが，ごめんどうでも全部の質問にお答えください．

(1)	パスや電車を使って一人で外出できますか…………	1．は　い	2．いいえ
(2)	日用品の買い物ができますか…………	1．は　い	2．いいえ
(3)	自分で食事の用意ができますか…………	1．は　い	2．いいえ
(4)	請求書の支払いができますか…………	1．は　い	2．いいえ
(5)	銀行預金・郵便貯金の出し入れが自分でできますか…………	1．は　い	2．いいえ
(6)	年金などの書類が書けますか…………	1．は　い	2．いいえ
(7)	新聞を読んでいますか…………	1．は　い	2．いいえ
(8)	本や雑誌を読んでいますか…………	1．は　い	2．いいえ
(9)	健康についての記事や番組に関心がありますか…………	1．は　い	2．いいえ
(10)	友だちの家を訪ねることがありますか…………	1．は　い	2．いいえ
(11)	家族や友だちの相談にのることがありますか…………	1．は　い	2．いいえ
(12)	病人を見舞うことができますか…………	1．は　い	2．いいえ
(13)	若い人に自分から話しかけることがありますか…………	1．は　い	2．いいえ

（出典：古谷野 亘ほか：地域老人における活動能力の測定：老研式活動能力指標の開発．日本公衆衛生雑誌，34：109-114，1987）

3 認知機能

CQ I-3

高齢者におけるCGAの認知機能評価ツールによる評価は有用か？

»ステートメント

高齢者においてCGAを行う場合に，認知機能評価ツールによる評価を行うことを推奨する.

エビデンスの強さ ▸ C　推奨度 ▸ 1（合意率：88.9％）

解説

認知症・軽度認知障害の診断率向上，併存疾患管理の適正化，コストの増加をアウトカムとして本CQについて検討したが，システマティックレビューによって抽出された文献は14件のみであり，1件が認知症の診断率向上をアウトカムとした介入研究[1)]，13件は併存疾患管理の適正化に関する観察研究であった[2-14)]．介入研究はオランダで行われた在宅での通常ケアと老年医学的評価プログラム（かかりつけ医からの紹介で介入し，高齢者専門看護師が被験者宅を訪問し，CGAおよびそれに基づく介入を実施する）を比較したランダム化比較試験（RCT）であり，開始時点で認知症を認めなかった113人の参加者において，6ヵ月間の追跡後に介入群では29％，対照群では9％が新たに認知症と診断されており，介入によって統計学的に有意に認知症の診断率が向上することを報告している（$p = 0.02$）[1)]．一方，軽度認知障害の診断率向上を検証した研究は抽出されなかった.

併存疾患管理の適正化に関する観察研究のほとんどは，認知機能評価が含まれるCGAを入院や手術などのイベント前に実施し，CGAの評価結果もしくはCGAに基づく介入がイベント後の予後と関連しているか，あるいはCGAによって予後予測が可能であるか評価したものである．研究デザインやアウトカムの違いなどによってメタ解析は実施できなかったが，13件の研究のうち10件がCGAの有用性を報告している[2-11)]．CGAによってより適切な介入につながることや，CGAによる予後予測によって入院や手術適応が適切に行われ，有害事象への事前対応につながることが期待される．1件の観察研究では，CGAに用いられるツール（DASC-8）によって高齢糖尿病患者の糖尿病治療目標を識別できることを示しており，そのツールの使用により糖尿病管理の適正化が期待される[11)].

CGAに認知機能評価ツールを含めることによるコストや有害事象を定量的に評価した研究はなかった．CGAに含まれる認知機能評価は短時間かつ簡便に実施ができ，患者負担も大きくない．また，臨床現場においてCGAはスクリーニングとして活用されており，陽性となった場合には標準的な方法で詳細な評価が行われることから，偽陽性による不必要な介入などのリスクも低く，CGAに認知機能評価を含めることによる害は限定的と考えられる．

今回抽出された文献のほとんどが小規模であり，十分に交絡因子が調整されていないなどエビデンスの質は高くないと考えられる．介入研究を用いたエビデンスは限られているが，高齢者における認知症の有病率の高さから，臨床現場においてCGAに認知機能評価ツールを含めることは一般的となっており，CGAに認知機能評価ツールを含めるか否かという介入研究を大規模に実施することは，今後困難となる可能性が高い．

上記より，CGAに認知機能評価を含めることは，有害よりも有益である可能性が高いと考えられる．また，CGAとして認知機能評価ツールをスクリーニングとして実施し，認知症の早期診断につなげることは個人レベルだけでなく，社会的にも求められており，CGAに認知機能評価ツールを含めることは推奨される．

文献

1) Perry M, et al：An in-home geriatric programme for vulnerable community-dwelling older people improves the detection of dementia in primary care. Int J Geriatr Psychiatry, 23：1312-1319, 2008.
2) Scharf AC, et al：Clinical and functional patient characteristics predict medical needs in older patients at risk of functional decline. BMC Geriatr, 20：75, 2020.
3) Van Grootven B, et al：Predicting hospitalisation-associated functional decline in older patients admitted to a cardiac care unit with cardiovascular disease：a prospective cohort study. BMC Geriatr, 20：112, 2020.
4) Naito Y, et al：Retrospective analysis of treatment outcomes and geriatric assessment in elderly malignant lymphoma patients. J Clin Exp Hematop, 56：43-49, 2016.
5) Kenig J, et al：Cumulative deficit model of geriatric assessment to predict the postoperative outcomes of older patients with solid abdominal cancer. J Geriatr Oncol, 6：370-379, 2015.
6) Fagard K, et al：Value of geriatric screening and assessment in predicting postoperative complications in patients older than 70 years undergoing surgery for colorectal cancer. J Geriatr Oncol, 8：320-327, 2017.
7) Koskderelioglu A, et al：Screening for postoperative delirium in patients with acute hip fracture：assessment of predictive factors. Geriatr Gerontol Int, 17：919-924, 2017.
8) 梅垣宏行ほか：大学病院老年科病棟における入院時総合機能評価と退院先との関係の検討. 日老医誌, 39：75-82, 2002.
9) Yardimci B, et al：The role of geriatric assessment tests and anthropometric measurements in identifying the risk of falls in elderly nursing home residents. Saudi Med J, 37：1101-1108, 2016.
10) 前勝成子ほか：転倒につながるハイリスク行動と高齢者総合的機能評価の関連性. 東邦看護学会誌, 13：7-13, 2016.
11) Toyoshima K, et al：Development of the Dementia Assessment Sheet for Community-based Integrated Care System 8-items, a short version of the Dementia Assessment Sheet for Community-based Integrated Care System 21-items, for the assessment of cognitive and daily functions. Geriatr Gerontol Int, 18：1458-1462, 2018.
12) Samuelsson KS, et al：Preoperative geriatric assessment and follow-up of patients older than 75 years undergoing elective surgery for suspected colorectal cancer. J Geriatr Oncol, 10：709-715, 2019.
13) Badgwell B, et al：Comprehensive geriatric assessment of risk factors associated with adverse outcomes and resource utilization in cancer patients undergoing abdominal surgery. J Surg Oncol, 108：182-186, 2013.
14) Hamaker ME, et al：Baseline comprehensive geriatric assessment is associated with toxicity and survival in elderly metastatic breast cancer patients receiving single-agent chemotherapy：results from the OMEGA study of the Dutch breast cancer trialists' group. Breast, 23：81-87, 2014.

作成グループにおける，推奨に関連する価値観や好み

本CQに対する推奨の作成にあたっては，認知症の診断率向上，軽度認知障害の診断率向上，併存疾患管理の適正化，コストの増加を重要視した.

推奨の強さに影響する要因

①アウトカム全般に関する全体的なエビデンスが強い	
2：いいえ	1件のRCTにより認知症の診断率向上について有用性が報告されているが，ほかには介入研究レベルのエビデンスは見いだされなかった．観察研究では併存疾患管理の適正化について有用性を示している研究が複数抽出されたが，小規模であり，研究デザインやアウトカムの違いなどのばらつきも大きい．軽度認知障害の診断率向上やコストの増加などの設定されたアウトカムに関するエビデンスは見いだされなかった.
②益と害とのバランスが確実(コストは含めない)	
1：はい	CGAに認知機能評価を含めることによる有害事象を評価した研究はなかったが，臨床上有害事象の可能性は極めて小さいと考えられる．一方，益については，認知症の診断率向上，併存疾患管理の適正化の可能性が示唆されており，総体として患者が益を受ける蓋然性が高いと考えられる.
③患者の価値観や好み，負担の確実さ	
1：はい	認知症の診断につながる認知機能評価を忌避する患者は認められないわけではないが，一部にとどまっており，CGAに認知機能評価を含めることに対する患者(家族)の意向はおおむね一致していると考えられる.
④正味の利益がコストや資源に十分見合ったものかどうか	
2：いいえ	CGAに含まれる認知機能評価は短時間かつ簡便に実施ができ，患者負担も大きくない．一方で，正味の利益として認知症の診断率向上，併存疾患管理の適正化が報告されているが，これらによって起こると考えられる早期診断による医療費や介護費用への影響，併存疾患管理の適正化による医療費の変化は報告されていない.

推奨度

1(強い)：「行うこと」を推奨する.

認知機能に関するCGAツールの紹介

CGAでは事前の情報，もしくはスクリーニングツールによってある領域に何らかの問題が疑われる場合，その領域においてさらに詳細に評価を実施する．認知機能領域ではその詳細な評価としてさまざまな認知機能評価ツールが用いられている．その中でも，特に広く用いられているMMSE，HDS-R，DASC-21，ABC認知症スケールの４ツールについてここで紹介する．

CGAにおいては，これらの認知機能評価ツールは主に２つの目的のために用いられる．一つは認知症が疑われる人において認知機能や生活機能を定量的に評価することによって障害の程度を把握し，認知症を検出することである．ここで得られた情報が認知症の鑑別診断に有用となることもある．もう一つは，認知症の診断がなされた人において経時的に認知機能や生活機能の評価を実施し，認知症の進行や治療の効果を評価することである．ただし，これらのツールの結果を解釈する際にはいくつかの注意点がある．

第一に，これらのツールでは正常範囲やカットオフ値が示されているが，それらを基準として認知症の診断をつけることには注意が必要である．認知症の診断には以前と比較して客観的に認知機能に有意な低下を認めること，さらにはその認知機能低下によって日常生活に支障を生じていることが必要である．したがって，ある一時点での評価の結果として得られた認知機能評価ツールの点数だけで認知症の有無を判断することは誤りである．カットオフ値を下回る結果が得られた場合には，認知症を強く疑うこととなるが，拙速に診断に飛びつくのではなく，以前と現在の認知機能はどの程度異なるのか，また認知機能の変化によって日常生活に現れた影響はどのようなものかについても情報を収集し判断することが必要である．逆にカットオフ値を上回る結果であったとしても，それが直ちに認知症の診断を除外することにはつながらない点には注意を要する．

第二に，患者家族・介護者を対象に実施するツールの場合には，回答者によって結果が影響を受けることがあるという点である．こうしたツールでは患者をよく知る家族や介護者を対象に行うことが望ましいが，必ずしもそれが可能な場合ばかりではない．患者のことを部分的にしか知らない家族や介護者にしか質問できない場合もある．さらに，独居で家族や介護者に質問できない場合には，患者本人に対してこうしたツールを実施せざるを得ない場合もある．それらの場合には，患者の様子をよく観察し，必要に応じて追加の質問や別の認知機能評価ツールを用いることが必要である．また，患者をよく知る家族や介護者であっても，実際の障害以上に厳しい評価を下す者，甘い評価を下す者がいることにも注意が必要である．

第三に，患者を対象に実施するツールの場合には，結果の点数だけでなく，ツールを実施している時の様子も重要な判断材料になるという点である．例えば，野菜の名前をなるべく多く言う語流暢性の課題で５語しか出なかった場合を考えてみる．時間をかけて少しずつ単語が出てくるのであれば喚語困難の存在が考えられる．うつやアパシーによる意欲低下の可能性もある．しかし，もし同じ語を何度も繰り返したのであれば短期記憶障害，注意障害を考える必要が出てくるであろう．あるいは，流暢に５語出てきたが，その後すぐに諦めてしまうようであればいわゆる考え不精を疑うこととなる．このように同じ点数であったとしても，その際の様子もあわせて判断することで患者の病態をより詳細に評価することができるのである．

こうした点に注意を払って認知機能評価ツールを実施し，結果を解釈することで，より正確な評価が可能となる.

では以下に個々のツールについて紹介する. MMSE, HDS-Rは患者本人を対象とした検査であり, DASC-21, ABC認知症スケールは家族や介護者を対象とした調査である. なお, MMSEやHDS-Rでは言語性課題が多く含まれており, 失語患者に対しては全般性認知機能評価として適切とは言えない点に注意が必要である.

1 MMSE (Mini-Mental State Examination)

認知症のスクリーニングツールとして国際的に最も広く用いられてきた認知機能評価ツールである. Folsteinらによって1975年に開発されたものであり, もともとは精神疾患の中で認知機能障害を検出することが目的として作成された[1].

患者本人を対象とした質問式の検査で見当識(日時, 場所), 3単語記銘, 100－7または逆唱, 遅延再生, 呼称, 復唱, 口頭命令の理解, 読字, 書字, 描画の11課題からなり, 検査時間はおおよそ10分程度である.

30点満点で結果が得られ, 点数が低いほど重症の認知機能低下が示唆される. MMSEはこれまで豊富なデータが蓄積されており, スクリーニングツールとして十分な精度を有しているとされている[2]. 日本語版はいくつか異なる版が作成されており, 少しずつ訳出が異なるが, 例えばMMSE-Jではカットオフ値を23/24とした場合に認知症の診断に対して100－7版では感度0.86, 特異度0.89, 逆唱版では感度0.80, 特異度0.94であることが報告されている[3]. なお, 結果には年齢や教育歴, 文化的な背景が影響することが報告されている[4].

実施にあたり, 口頭命令の理解, 書字, 描画の課題は回答に手や指の動きが必要な動作性課題となっており, 巧緻運動障害などが認められる場合には実施が困難であることに注意が必要である.

2 改訂長谷川式簡易知能評価スケール(Hasegawa's Dementia Scale-Revised : HDS-R)

認知症のスクリーニングツールとしてわが国において広く用いられている認知機能評価ツールである. 長谷川らによって認知症, 特にアルツハイマー型認知症のスクリーニングのため, 記憶を中心とした認知機能障害の有無を捉えることを目的として1974年に作成された[5]. 1991年に質問項目や採点基準の見直しが行われ, 改訂長谷川式簡易知能評価スケール(HDS-R)として発表されている(表1)[6].

患者本人を対象とした質問式の検査で年齢, 見当識(日時, 場所), 3単語記銘, 計算, 逆唱, 遅延再生, 物品の視覚記銘, 言語の流暢性の9課題からなる. 検査時間はMMSE同様おおよそ10分程度である.

点数もMMSE同様30点満点であり, 点数が低いほど重症の認知機能低下が示唆される. カットオフ値として20/21点を用いた場合, 認知症の診断に対する感度が0.90, 特異度が0.82であることが報告されている[6]. MMSEといくつかの項目は共通であり, MMSEと高い相関を示す.

課題はすべて口頭で回答できるため, 運動機能障害の有無に関わらず, 口頭でのコミュニケーションが可能であれば検査が実施できる.

表1　HDS-R

1	お歳はいくつですか？（2年までの誤差は正解）		0　1
2	今日は何年の何月何日ですか？ 何曜日ですか？（年月日，曜日が正解でそれぞれ1点ずつ）	年 月 日 曜日	0　1 0　1 0　1 0　1
3	私たちがいまいるところはどこですか？ （自発的にでれば2点，5秒おいて家ですか？ 病院ですか？ 施設ですか？ のなかから正しい選択をすれば1点）		0　1　2
4	これから言う3つの言葉を言ってみてください．あとでまた聞きますのでよく覚えておいてください． （以下の系列のいずれか1つで，採用した系列に○印をつけておく） 1：a)桜　b)猫　c)電車，2：a)梅　b)犬　c)自動車		0　1 0　1 0　1
5	100から7を順番に引いてください． （100－7は？，それからまた7を引くと？ と質問する．最初の答えが不正解の場合，打ち切る）	(93) (86)	0　1 0　1
6	私がこれから言う数字を逆から言ってください． （6-8-2，3-5-2-9を逆に言ってもらう，3桁逆唱に失敗したら，打ち切る）	2-8-6 9-2-5-3	0　1 0　1
7	先ほど覚えてもらった言葉をもう一度言ってみてください． （自発的に回答があれば各2点，もし回答がない場合以下のヒントを与え正解であれば1点） a)植物　b)動物　c)乗り物		a：0　1　2 b：0　1　2 c：0　1　2
8	これから5つの品物を見せます．それを隠しますのでなにがあったか言ってください． （時計，鍵，タバコ，ペン，硬貨など必ず相互に無関係なもの）		0　1　2 3　4　5
9	知っている野菜の名前をできるだけ多く言ってください． （答えた野菜の名前を右欄に記入する．途中で詰まり，約10秒間待っても答えない場合にはそこで打ち切る） 0～5＝0点，6＝1点，7＝2点，8＝3点，9＝4点，10＝5点		0　1　2 3　4　5
		合計得点	

（出典：加藤伸司ほか：改訂長谷川式簡易知能評価スケール（HDS-R）の作成．老年精神医学雑誌，2：1339-1347，1991）

3 DASC-21

認知機能と生活機能をあわせて評価することによって，地域における認知症をスクリーニングするツールであり，粟田らによって2016年に開発された（**表2**）[7]．

認知機能に関する質問9項目，手段的日常生活活動度（IADL）に関する質問6項目，基本的日常生活活動度（BADL）に関する質問6項目の合計21項目から構成される．質問者が家族や介護者を対象にそれぞれの質問を行い，家族は患者の日常生活の様子に基づいて回答する．その回答から定量的に認知機能と生活機能を評価する．実施に必要な時間はおおよそ10分程度である．

各質問に対し，それぞれ1～4の4段階で評価を行い，その合計点を算出する．合計点は21点以上84点以下となるが，カットオフ値として31点以上を用いた場合，認知症の診断に対する感度が0.91，特異度が0.83であることが報告されている[7]．

DASC-21は2013年度の認知症初期集中支援チーム設置促進モデル事業において，初回アセスメントにおいて実施が定められていた検査の一つであり，その後も利用が推奨されていたことから，認知症初期集中支援チームにおいて広く用いられている[8]．なお，2024年現在，認知症初期集中支援チームはほぼすべての市町村に設置されている．

表2　DASC-21

The Dementia Assessment Sheet for Community-based Integrated Care System-21 items (DASC-21)

記入日　　年　　月　　日

ご本人の氏名：	生年月日：　　年　　月　　日(　　歳)	男・女	独居・同居
本人以外の情報提供者氏名：　　（本人との続柄：　　）	記入者氏名：　　（所属・職種：　　）		

		1点	2点	3点	4点	評価項目		備考欄
A	もの忘れが多いと感じますか	1. 感じない	2. 少し感じる	3. 感じる	4. とても感じる	導入の質問（採点せず）		
B	1年前と比べて，もの忘れが増えたと感じますか	1. 感じない	2. 少し感じる	3. 感じる	4. とても感じる			
1	財布や鍵など，物を置いた場所がわからなくなることがありますか	1. まったくない	2. ときどきある	3. 頻繁にある	4. いつもそうだ	記憶	近時記憶	
2	5分前に聞いた話を思い出せないことがありますか	1. まったくない	2. ときどきある	3. 頻繁にある	4. いつもそうだ			
3	自分の生年月日がわからなくなることがありますか	1. まったくない	2. ときどきある	3. 頻繁にある	4. いつもそうだ		遠隔記憶	
4	今日が何月何日かわからないときがありますか	1. まったくない	2. ときどきある	3. 頻繁にある	4. いつもそうだ	見当識	時間	
5	自分のいる場所がどこだかわからなくなることはありますか	1. まったくない	2. ときどきある	3. 頻繁にある	4. いつもそうだ		場所	
6	道に迷って家に帰ってこられなくなることはありますか	1. まったくない	2. ときどきある	3. 頻繁にある	4. いつもそうだ		道順	
7	電気やガスや水道が止まってしまったときに，自分で適切に対処できますか	1. 問題なくできる	2. だいたいできる	3. あまりできない	4. まったくできない	問題解決判断力	問題解決	
8	一日の計画を自分で立てることができますか	1. 問題なくできる	2. だいたいできる	3. あまりできない	4. まったくできない			
9	季節や状況に合った服を自分で選ぶことができますか	1. 問題なくできる	2. だいたいできる	3. あまりできない	4. まったくできない		社会的判断力	
10	一人で買い物はできますか	1. 問題なくできる	2. だいたいできる	3. あまりできない	4. まったくできない	家庭外のIADL	買い物	
11	バスや電車，自家用車などを使って一人で外出できますか	1. 問題なくできる	2. だいたいできる	3. あまりできない	4. まったくできない		交通機関	
12	貯金の出し入れや，家賃や公共料金の支払いは一人でできますか	1. 問題なくできる	2. だいたいできる	3. あまりできない	4. まったくできない		金銭管理	
13	電話をかけることができますか	1. 問題なくできる	2. だいたいできる	3. あまりできない	4. まったくできない	家庭内のIADL	電話	
14	自分で食事の準備はできますか	1. 問題なくできる	2. だいたいできる	3. あまりできない	4. まったくできない		食事の準備	
15	自分で，薬を決まった時間に決まった分量を飲むことはできますか	1. 問題なくできる	2. だいたいできる	3. あまりできない	4. まったくできない		服薬管理	
16	入浴は一人でできますか	1. 問題なくできる	2. 見守りや声がけを要する	3. 一部介助を要する	4. 全介助を要する	身体的ADL①	入浴	
17	着替えは一人でできますか	1. 問題なくできる	2. 見守りや声がけを要する	3. 一部介助を要する	4. 全介助を要する		着替え	
18	トイレは一人でできますか	1. 問題なくできる	2. 見守りや声がけを要する	3. 一部介助を要する	4. 全介助を要する		排泄	
19	身だしなみを整えることは一人でできますか	1. 問題なくできる	2. 見守りや声がけを要する	3. 一部介助を要する	4. 全介助を要する	身体的ADL②	整容	
20	食事は一人でできますか	1. 問題なくできる	2. 見守りや声がけを要する	3. 一部介助を要する	4. 全介助を要する		食事	
21	家のなかでの移動は一人でできますか	1. 問題なくできる	2. 見守りや声がけを要する	3. 一部介助を要する	4. 全介助を要する		移動	

DASC 21：(1～21項目まで)の合計点　　　点/84点

（出典：一般社団法人認知症アセスメント普及・開発センター『DASC-21 シート』Website URL：〈https://dasc.jp/〉）

4 ABC認知症スケール

認知症患者における3つの主な評価項目(認知機能, 行動・心理症状, 日常生活活動度)を同時に評価できるツールであり, 認知症の状態の経時的な変化を評価することができる. 中村らによって2018年に開発された[9,10].

認知機能に関する質問4項目, 行動・心理症状に関する質問3項目, 日常生活活動度に関する質問6項目の合計13項目から構成されている. 各項目はイラストも用いて9段階で患者の状態が示されており, 質問者は各項目に関連するエピソードを家族や介護者に質問し, その回答に基づいて患者の状態を1～9点の9段階で評価する. 実施に必要な時間はおおよそ10分程度である.

各項目の得点合計点を認知機能, 行動・心理症状, 日常生活活動度それぞれの領域と全体で算出し, それぞれの状態および全般的重症度を評価する. このいずれかの合計点において2点以上の変動がある場合に, 臨床的に意味のある変化があったとの判定になる. 臨床的認知症尺度(Clinical Dementia Rating : CDR)などのより包括的な尺度との併存妥当性が認められている[10].

文献

1) Folstein MF, et al : "Mini-mental state". A practical method for grading the cognitive state of patients for the clinician. J Psychiatr Res, 12 : 189-198, 1975.
2) Creavin ST, et al : Mini-Mental State Examination (MMSE) for the detection of dementia in clinically unevaluated people aged 65 and over in community and primary care populations. Cochrane Database Syst Rev, CD011145, 2016.
3) 杉下守弘ほか : 精神状態短時間検査 - 日本版(MMSE-J)の妥当性と信頼性に関する再検討. 認知神経科学, 18 : 168-183, 2016.
4) Tombaugh TN, et al : The mini-mental state examination : a comprehensive review. J Am Geriatr Soc, 40 : 922-935, 1992.
5) 長谷川和夫ほか : 老人の痴呆診査スケールの一検討. 精神医学, 16 : 965-969, 1974.
6) 加藤伸司ほか : 改訂長谷川式簡易知能評価スケール(HDS-R)の作成. 老年精神医学雑誌, 2 : 1339-1347, 1991.
7) Awata S, et al : Development of the dementia assessment sheet for community-based integrated care system. Geriatr Gerontol Int, 16 (Suppl 1) : 123-131, 2016.
8) 山口智晴ほか : 地域包括ケアシステムにおける認知症アセスメント(DASC-21)の認知症初期集中支援チームにおける有用性. 認知症ケア研究誌, 2 : 58-65, 2018.
9) Umeda-Kameyama Y, et al : Development of a novel convenient Alzheimer's disease assessment scale, the ABC Dementia Scale, using item response theory. Geriatr Gerontol Int, 19 : 18-23, 2019.
10) Mori T, et al : ABC Dementia Scale : a quick assessment tool for determining Alzheimer's disease severity. Dement Geriatr Cogn Dis Extra, 8 : 85-97, 2018.

4 うつ

CQ I-4

身体疾患がある高齢者において，うつ評価は有用か？ どのうつ尺度が有用か？

»ステートメント

身体疾患がある高齢者において，うつ評価を行うことを推奨する．尺度としてはGDS-15が推奨される．

エビデンスの強さ ▶C　推奨度 ▶1 （合意率：80％）

解説

身体疾患を有する高齢者にうつ病が併存すると，身体疾患の予後が不良となることが報告されている．例えば，2型糖尿病にうつ病が併存することで死亡率が上昇する[1)]ことや，がんにうつ病が併存することで生存期間が短縮する[2)]などである．そして，高齢者のうつ病は身体症状が前景になることが多く，うつ病が診断されにくいことから，定期的な評価が必要と指摘されている[2)]．

しかし，これまで報告は少なく，システマティックレビューにおいては，死亡率の低下と入院/再入院率の低下について検討した文献3件[3-5)]と，ポリファーマシーの改善を示した文献1件[6)]の計4件のみ抽出された．死亡率の低下と入院/再入院率の低下については，文献3件のうち1件のみ有意な結果を示したことから，エビデンスの強さは“C”とした．益と害のバランスについては，益の死亡率や入院/再入院率の低下，さらにはポリファーマシーの改善と比較して，うつ評価に伴う患者負担などの望ましくない効果は小さいと考えられることから，バランスの確実度は高いとした．うつ評価に関する患者(家族)の意向も大きくばらつかないと考えられた．ただし，コストについては，70歳以上の高齢大腿骨近位部骨折患者を対象にした研究で，包括的な高齢者ケアは通常の整形外科ケアよりも入院費は有意に高額であることが報告されていた[7)]．以上から推奨の強さに影響する要因4項目中2項目が該当するにとどまったが，身体疾患を有する高齢者にうつの評価をせずにうつ病を見逃した場合，患者の被る害が大きいと考えられることから，うつの評価は有用と考えられ，「推奨する」とした．

なお，使用する尺度の有用性に関する研究は抽出されなかったが，採択された文献および，それ以外の文献にも広くGDS-15が用いられていたことから，GDS-15が有用な可能性が考えられた．

文献

1) Salinero-Fort MA, et al：Effect of depression on mortality in type 2 diabetes mellitus after 8 years of follow-up. The DIADEMA study. Diabetes Res Clin Pract, 176：108863, 2021.
2) Fusco D, et al：Comprehensive geriatric assessment in older adults with cancer：recommendations by the Italian Society of Geriatrics and Gerontology（SIGG）. Eur J Clin Invest, 51：e13347, 2021.
3) Harvey P, et al：Feasibility and impact of a post-discharge geriatric evaluation and management service for patients from residential care：the Residential Care Intervention Program in the Elderly（RECIPE）. BMC geriatrics, 14：48, 2014.（C1C01137）
4) Di Pollina L, et al：Integrated care at home reduces unnecessary hospitalizations of community-dwelling frail older adults：a prospective controlled trial. BMC geriatrics, 17：53, 2017.
5) Ommundsen N, et al：Preoperative geriatric assessment and tailored interventions in frail older patients with colorectal cancer：a randomized controlled trial. Colorectal Dis, 20：16-25, 2018.
6) Lund CM, et al：The effect of geriatric intervention in frail older patients receiving chemotherapy for colorectal cancer：a randomised trial（GERICO）. Br J Cancer, 124：1949-1958, 2021.
7) Prestmo A, et al：Comprehensive geriatric care for patients with hip fractures：a prospective, randomised, controlled trial. Lancet, 385：1623-1633, 2015.

作成グループにおける，推奨に関連する価値観や好み

本CQに対する推奨の作成にあたっては，アウトカムとして抽出できた死亡率の低下と入院/再入院率の低下を重視した．また，ポリファーマシーの改善の文献も1件抽出され，推奨の参考にした．

推奨の強さに影響する要因

①アウトカム全般に関する全体的なエビデンスが強い	
2：いいえ	死亡率の低下と，入院/再入院率の低下に関する3件の論文のうち有意な結果は1件であり，メタ解析でも有意な結果ではなかった．
②益と害とのバランスが確実（コストは含めない）	
1：はい	益の死亡率や入院/再入院率の低下，さらにはポリファーマシーの改善と比較して，うつ評価に伴う患者負担などの望ましくない効果は小さいと考えられることから，バランスの確実度は高いとした．
③患者の価値観や好み，負担の確実さ	
1：はい	本CQに対する患者や家族の意向のばらつきは大きくないと考えられる．
④正味の利益がコストや資源に十分見合ったものかどうか	
2：いいえ	70歳以上の高齢大腿骨近位部骨折患者への包括的な高齢者ケアは通常の整形外科ケアよりも入院費は有意に高額であるとするコストの負担が報告されている．

推奨度

1（強い）：「行うこと」を推奨する．

うつに関するCGAツールの紹介

老年期うつ病評価尺度(Geriatric Depression Scale 15：GDS-15)

Brinkらは，高齢者のうつ状態を評価するための30項目からなるGeriatric Depression Scale (GDS-30)を作成した[1]．ハミルトンうつ病評価尺度やZungうつ病自己評価尺度と比較し十分な信頼性・妥当性が認められている．その後，Sheikhらは，高齢者に対する負担軽減のため，うつ症状との関連が大きかった15項目を選択し，老年期うつ病評価尺度(Geriatric Depression Scale：GDS-15)を作成した[2]．GDS-15のうつ状態鑑別の感度および特異度は，メタ解析の結果，86％および79％と報告されている[3]．「はい」か「いいえ」の2択で回答できるため，答えやすく，実施時間も5～7分程度と簡便である[2]．GDSでは身体機能評価は行わず，身体機能が十分でない高齢者に配慮されている．ただし，認知症を保持している場合は，CGAの中の認知症評価得点を確認しながら，評価を慎重に行う必要がある[4]．**表1**に日本老年医学会ホームページに掲載されているGDS-15日本語版を示す．このほかにもGDS-15は複数の日本語版が報告され，最近ではSugishitaらが日本語版を作成し，信頼性と妥当性を検証している[5]．

表1に示す15問の問いに「はい」「いいえ」で答えてもらい，問1，5，7，11，13には「はい」に0点，「いいえ」に1点を，問2～4，6，8～10，12，14，15には，その逆を配点し合計する．5点以上がうつ傾向，10点以上がうつ状態とされている．うつの診断は，医師により総合的に判断される．

表1　老年期うつ病評価尺度

No	質問事項	回答	
1	毎日の生活に満足していますか	いいえ	はい
2	毎日の活動力や周囲に対する興味が低下したと思いますか	はい	いいえ
3	生活が空虚だと思いますか	はい	いいえ
4	毎日が退屈だと思うことが多いですか	はい	いいえ
5	大抵は機嫌よく過ごすことが多いですか	いいえ	はい
6	将来の漠然とした不安に駆られることが多いですか	はい	いいえ
7	多くの場合は自分が幸福だと思いますか	いいえ	はい
8	自分が無力だなあと思うことが多いですか	はい	いいえ
9	外出したり何か新しいことをするより家にいたいと思いますか	はい	いいえ
10	何よりもまず，もの忘れが気になりますか	はい	いいえ
11	いま生きていることが素晴らしいと思いますか	いいえ	はい
12	生きていても仕方がないと思う気持ちになることがありますか	はい	いいえ
13	自分が活気にあふれていると思いますか	いいえ	はい
14	希望がないと思うことがありますか	はい	いいえ
15	周りの人があなたより幸せそうに見えますか	はい	いいえ

(出典：松林公蔵ほか：老年者の情緒に関する評価．Geriat Med, 32：541-546,1994；厚生労働省『高齢者の特性を踏まえた保健事業ガイドライン第2版』「別添．後期高齢者の質問票の解説と留意事項」p9，2019)

文献

1) Brink TL, et al：Screening tests for geriatric depression. Clin Gerontol, 1：37-43, 1982.

2) Sheikh JI, et al：Geriatric Depression Scale（GDS）：recent evidence and development of a shorter version. Clin Gerontol, 5：165-173, 1986.

3) Krishnamoorthy Y, et al：Diagnostic accuracy of various forms of geriatric depression scale for screening of depression among older adults：systematic review and meta-analysis. Arch Gerontol Geriatr, 87：104002, 2020.

4) 中居龍平：ムード気分・意欲の評価．In：鳥羽研二 編著，高齢者の生活機能の総合的評価，pp48-55，新興医学出版社，2010.

5) Sugishita K, et al：Validity and reliability study of the Japanese version of the Geriatric Depression Scale 15（GDS-15-J）. Clin Gerontol, 40：233-240, 2017.

5 意欲

CQ I-5

意欲低下(アパシー)の可能性がある高齢者において，意欲の評価は有用か？ どの意欲の評価尺度が有用か？

»ステートメント

意欲低下(アパシー)の可能性がある高齢者において，意欲の評価を行うことを提案する．評価尺度として，わが国ではVitality Indexが使われることが多いが，有用性について十分な根拠はない．

エビデンスの強さ ▸ C　推奨度 ▸ 2 (合意率：100%)

解説

意欲低下(アパシー)は，血管障害や認知症など脳の器質的疾患でしばしばみられる．アルツハイマー病などの認知症疾患で最も高頻度にみられる行動・心理症状であり，認知症が進行するにつれて意欲低下(アパシー)の重症度が増すとされる[1]．急性期病院では身体疾患の治療が優先されるため，意欲低下(アパシー)の予防に向けた支援が不十分となり，身体疾患が改善しても意欲低下(アパシー)の悪化のため，入院期間の延長や施設への退院が多くなることが指摘されている[2]．そのため，急性期病院において，意欲の評価を含む総合的なアセスメントに基づく看護支援が求められる[3]．なお，高齢者では低活動性せん妄がしばしばみられることから，意欲低下(アパシー)とせん妄の鑑別に留意する[4]．

しかし，高齢者に対して意欲の評価を実施し，その効果を検討した研究は極めて少なく，1件の文献[3]が身体機能・運動機能の改善に有意な結果を示したにとどまり，入院率の減少，リハビリ効果の向上，フレイルの改善についての報告は抽出されなかった．このため，エビデンスレベルは"C"とした．一方，コストも含めて患者の負担感増大についての報告はみられなかった．意欲の評価に伴う患者負担などの望ましくない効果は小さいと考えられることから，バランスの確実度は高いとした．また，評価の実施に関する患者(家族)の意向は大きくばらつかないと考えられた．以上から，意欲低下(アパシー)の可能性がある患者において，意欲の評価は有用な可能性があり，意欲の評価を行うことを弱く推奨する，とした．

抽出された文献ではVitality Indexが用いられているが，海外ではApathy Evaluation Scaleが多く用いられている．このため，意欲低下(アパシー)に関する有用な尺度については現時点では判定保留とした．

文献

1) Buettner LL, et al：Cognitive stimulation for apathy in probable early-stage Alzheimer's. J Aging Res, 2011：480890, 2011.
2) 相川みづ江ほか：一般病院に入院中の高齢患者における生活機能の変化に影響する要因. 老年看護学, 16：47-56, 2012.
3) 小林みゆきほか：急性期病院に入院した後期高齢患者への高齢者総合機能評価を用いた看護介入の有効性. 日看科会誌, 37：202-208, 2017.
4) American Psychiatric Association：Diagnostic and statistical manual of mental disorders, fifth edition, American Psychiatric Association Publishing, 2013.

作成グループにおける，推奨に関連する価値観や好み

本CQに対する推奨の作成にあたっては，アウトカムとして抽出できた身体機能・運動機能の改善を重視した.

推奨の強さに影響する要因

①アウトカム全般に関する全体的なエビデンスが強い	
2：いいえ	身体機能・運動機能の改善に有意な結果を示した文献は1件にとどまり，入院率の減少，リハビリ効果の向上，フレイルの改善についての報告は抽出されなかった.
②益と害とのバランスが確実（コストは含めない）	
1：はい	コストも含めて患者の負担感増大についての報告はみられなかった．意欲の評価に伴う患者負担などの望ましくない効果は小さいと考えられることから，バランスの確実度は高いとした.
③患者の価値観や好み，負担の確実さ	
1：はい	負担は大きくないため，本CQに対する患者（家族）の意向は大きくばらつかないと考えられる.
④正味の利益がコストや資源に十分見合ったものかどうか	
2：いいえ	コストに関する報告はなく，判断するためのエビデンスは不十分である.

推奨度

2（弱い）：「行うこと」を提案する.

意欲に関するCGAツールの紹介

意欲の指標(Vitality Index)

『意欲の指標(Vitality Index)』(表1)は，鳥羽らによって開発された，虚弱高齢者のADLに関連した「意欲」についての客観的機能評価法であり，信頼性と妥当性も確認されている[1]．問題数が5問と少なく，検査時間が1分程度と短くてすむことや，介護者による観察法で評価されるため，認知症など認知機能の低下があっても評価が可能であることが特長である．

起床，意思疎通，食事，排泄，リハビリ・活動の5項目から構成され，各項目は0～2点まで配点された3つの選択肢からなる．得点範囲は0～10点(10点満点)であり，得点が高いほど生活意欲が高いことを示す．一方，Vitality Indexの低得点と生命予後不良リスクとの関連も示されている[1]．そのほか，本尺度は介入研究の効果判定やリハビリテーションの予後予測など多くの研究に用いられている．

なお，除外規定として，意識障害，高度の臓器障害，急性期疾患(肺炎などの発熱)などが挙げられている．

表1　意欲の指標(Vitality Index)

項目	選択肢	点
1)起床 (Wake up)	• いつも定時に起床している • 起こさないと起床しないことがある • 自分から起床することはない	2 1 0
2)意思疎通 (Communication)	• 自分から挨拶する，話し掛ける • 挨拶，呼びかけに対して返答や笑顔がみられる • 反応がない	2 1 0
3)食事 (Feeding)	• 自分から進んで食べようとする • 促されると食べようとする • 食事に関心がない，全く食べようとしない	2 1 0
4)排泄 (On and Off Toilet)	• いつも自ら便意尿意を伝える，あるいは自分で排尿，排便を行う • 時々，尿意便意を伝える • 排泄に全く関心がない	2 1 0
5)リハビリ・活動 (Rehabilitation，Activity)	• 自らリハビリに向かう，活動を求める • 促されて向かう • 拒否，無関心	2 1 0

除外規定：意識障害，高度の臓器障害，急性疾患(肺炎など発熱)
判定上の注意
1)薬剤の影響(睡眠薬など)を除外．起座できない場合，開眼し覚醒していれば2点
2)失語の合併がある場合，言語以外の表現でよい
3)器質的消化器疾患を除外．麻痺などで食事の介助が必要な場合，介助により摂取意欲があれば2点(口まで運んでやった場合も積極的に食べようとすれば2点)
4)失禁の有無は問わない．尿意不明の場合，失禁後にいつも不快を伝えれば2点
5)リハビリでなくとも散歩やレクリエーション，テレビなどでもよい．寝たきりの場合，受動的理学療法に対する反応で判定する
(出典：Toba K，et al：Vitality Index as a useful tool to assess elderly with dementia. Geriatr Gerontol Int，2：23-29，2002；日本老年医学会『高齢者診療におけるお役立ちツール』Website URL：<https://www.jpn-geriat-soc.or.jp/tool>)

文献

1) Toba K, et al：Vitality Index as a useful tool to assess elderly with dementia. Geriatr Gerontol Int, 2：23-29, 2002.

6 QOL

FRQ I-6

高齢者診療でQOLを評価することは推奨されるか？

»ステートメント

CGAの中でQOLを評価することの意義を検証した研究は前後比較による研究と非ランダム化比較試験（RCT）の２つのみであった．どちらの研究も一定の効果が認められたものの，そのエビデンスは不十分である．高齢者診療でQOLを評価することは，その効果を検証した研究は少ないものの有用である可能性があり，今後，さらなる研究の積み重ねが期待される．

解説

CGAの中でQOLを評価することの意義を検証した研究は2件のみであった．1件は前後比較による研究で，70歳以上の担がん患者を対象とし，CGA，QOL評価，看護師主導の電話カウンセリングからなる多面的介入の効果を検証した．いくつかのQOLドメイン（可動性・役割，疲労・痛み）が悪化したものの，QOL全体としては患者の72％で向上または維持された[1]．もう1件は非RCTで，地域在住で身体機能障害や認知機能障害のない60歳以上を対象とし，QOL評価に基づく個別化されていない介入の効果を検証した．介入群では対照群と比較して，QOL全体としては両群間で差を認めなかったものの，いくつかのQOLドメイン（心の健康，身体機能，全体的健康感）が改善した[2]．以上より，QOL評価をCGAに含めることは有益である可能性があるものの現状では評価ができなかった．近年，患者報告アウトカム（patient reported outcome：PRO）が重視されるようになってきており，さらに研究の積み重ねが必要であると考えられる．

文献

1) Schmidt H, et al：Trans sectoral care of geriatric cancer patients based on comprehensive geriatric assessment and patient-reported quality of life：results of a multicenter study to develop and pilot test a patient-centered interdisciplinary care concept for geriatric oncology patients（PIVOG）. J Geriatr Oncol, 8：262-270, 2017.

2) Dantas BADS, et al：Impact of multidimensional interventions on quality of life and depression among older adults in a primary care setting in Brazil：a quasi-experimental study. Braz J Psychiatry, 42：201-208, 2020.

QOLに関するCGAツールの紹介

QOLの評価尺度は，主観によって健康状態を価値づける「選好に基づく尺度」と健康を多次元的に測定する「プロファイル型尺度」に大きく分けられる．「選好に基づく尺度」は，換算表を用いることによって，効用値とよばれる単一の指標に変換可能である．

選好に基づく尺度の代表的なものはEuro QOL（EQ-5D）であり，プロファイル型尺度にはSF-36がある．EQ-5Dの評価は，効用値換算表を用いて，0～1までの連続変数（効用値）に換算できる．また，SF-36の下位尺度には，年齢・性別別に国民標準値が算出されている（表1）．

表1　EQ-5DとSF-36

	EQ-5D	SF-36
方法	自己記入式	自己記入式
評価項目	移動の程度 身の回りの管理 普段の活動（仕事・勉強・家族・余暇活動） 痛み／不快感 不安／ふさぎ込み	身体機能（10項目） 心の健康（5項目） 日常役割機能（身体）（4項目） 日常役割機能（精神）（3項目） 体の痛み（2項目） 全体健康観（5項目） 活力（4項目） 社会生活機能（2項目）
スコア	0（死亡）～1（完全な健康）	8つの下位尺度ごとに 0～100（良好な健康状態）
入手先	EuroQol	Qualitest株式会社

7 社会的要素

CQ I-7

高齢者において社会的要素の評価に基づく介入は有用か？

»ステートメント

高齢者において，社会的要素の評価に基づく介入を行うことをCGAの一環として提案する．

エビデンスの強さ ▸ C　推奨度 ▸ 2 （合意率：100％）

解説

本ステートメントを作成するにあたり，3件のランダム化比較試験(RCT)[1-3]と3件の観察研究[4-6]が抽出された．

RCTから，社会的要素[※1]の評価に基づく介入，特にCGAは，フレイル高齢者の日常生活活動度(ADL)の状態を改善する効果があることが示されている．1件の研究では，介入を受けたフレイル高齢者の中で15.4％がADLの改善を認めた一方，対照群では5.2％であった[1]．しかし，他の2件の研究では，介入効果の大きさや統計学的有意性は限定的であった[2,3]．このため，介入がすべての高齢者に対して同等の効果をもたらすわけではなく，介入の内容や形式，対象となる高齢者の特性によってその効果は異なる可能性が考えられる．さらに，1件の研究では，質調整生存年(quality-adjusted life year：QALY)[※2]が0.54増加し，増分費用効果比(incremental cost-effectiveness ratio：ICER)は46,000ユーロであった[2]．スウェーデンにおいては妥当な費用と結論付けされているが，わが国における費用対効果は不明である．3件のRCTの結果からは，介入が高齢者のQOLや健康状態，社会的サポートに与える具体的な影響についての詳細は明らかにされておらず，高齢者に社会的要素の評価に基づく介入を提供する際には，その内容や形式，目的を明確にし，高齢者のニーズや状態に合わせて適切なものを選択することが重要である．

一方，観察研究では，コミュニティベースのプログラムによる社会的介入が病院の受診

※1：社会的要素とは，個人がその社会やコミュニティ内でどのように機能しているかを示す要因のことで，具体的には，家族や友人との関係，社会参加の度合い，社会的サポートの利用状況，経済的状況，居住環境などが含まれる．

※2：質調整生存年(QALY)とは，生活の質と生存期間を組み合わせて，医療介入の効果を一つの数値で表したもので，生活の質と寿命の質を量る尺度である．

率を10%低下させたことが示されている[4]．死亡率の低下に関しては，英国の75歳以上の10,720人を対象にした研究では，社会的関与が低い人は死亡リスクが高いが(コントロールを高いとした場合，中程度1.09倍，低い1.17倍)，認知障害がある場合は影響しないとされている[5]．また，スウェーデンの75歳以上(369人)を対象にした研究で，プライマリケアでのCGAは，通常ケアと比較して24ヵ月後の追跡で費用対効果があることが示されている[6]．

以上のことから高齢者において，社会的要素の評価に基づく介入を行うことをCGAの一環として提案する．

文献

1) Wilhelmson K, et al：Positive effects on activities of daily living one year after receiving comprehensive geriatric assessment-results from the randomised controlled study CGA-Swed. BMC Geriatr, 22：180, 2022.
2) Lundqvist M, et al：Cost-effectiveness of comprehensive geriatric assessment at an ambulatory geriatric unit based on the AGe-FIT trial. BMC Geriatr, 18：32, 2018.
3) Bøen H, et al：A randomized controlled trial of a senior centre group programme for increasing social support and preventing depression in elderly people living at home in Norway. BMC Geriatr, 12：20, 2012.
4) Liotta G, et al：Impact of social care on hospital admissions in a sample of community-dwelling older adults：results of a quasi-experimental study. Ann Ig, 30：378-386, 2018.
5) Sampson EL, et al：Survival of community-dwelling older people：the effect of cognitive impairment and social engagement. J Am Geriatr Soc, 57：985-991, 2009.
6) Nord M, et al：Cost-effectiveness of comprehensive geriatric assessment adapted to primary care. J Am Med Dir Assoc, 23：2003-2009, 2022.

作成グループにおける，推奨に関連する価値観や好み

本CQに対する推奨作成にあたっては，社会的要素に基づく介入の結果として，QOL向上とコストの増加およびADLの改善を重要視した．

推奨の強さに影響する要因

①アウトカム全般に関する全体的なエビデンスが強い	
2：いいえ	フレイル高齢者のADLの状態を改善する効果を示したRCTはあるが，その他のエビデンスは乏しい．
②益と害とのバランスが確実(コストは含めない)	
2：いいえ	両方のアウトカムに対するエビデンスの強さは“C”である．また，効果の実体に関する確信は限られており，特にQOLの向上に関しては，エビデンスは非常に限定的である．ADLの改善についても，エビデンスは明確ではない．
③患者の価値観や好み，負担の確実さ	
2：いいえ	判断するためのエビデンスが不十分である．
④正味の利益がコストや資源に十分見合ったものかどうか	
2：いいえ	判断するためのエビデンスが不十分である．

推奨度

2(弱い)：「行うこと」を提案する．

社会的要素に関するCGAツールの紹介

1 社会的要素の評価

社会的要素の評価は，健康と生活の質（QOL）と密接に関わり，的確に把握することが求められる．しかし，その内容は多岐にわたるため簡便に評価する指標が乏しい．社会的要素の評価に関する具体的な項目を表1にまとめた．「家族関係」は，家族構造と家族との関係性を評価し，家族からのサポートの有無，急な事態の発生時に周りの人々に発信ができるのかなどを把握する．家族支援の有無は，社会的孤立を防ぐ重要な役割と言える．「介護者」は，（家族や友人等の）介護者の存在，介護者の負担度，介護者の健康状態などを評価する．「自宅環境」は，住環境の安全性や快適性を評価し，バリアフリーの有無や生活の便利さを考慮する．不適切な住環境は，転倒リスクや社会的孤立の原因になり得るため，環境改善や訪問介護サービスの利用が推奨される場合もある．「要介護認定」は，本人・家族等が市町村へ申請すると，主に日常生活の自立度，認知機能の状態が重視され，介護サービスの必要性を主治医意見書に基づき，8区分にて要介護度が決定される．「医療福祉資源」は，地域包括支援センターや居宅介護支援事業者，高齢者施設などの地域に存在する医療・福祉サービスを評価する．地域ごとに異なるため，詳細に把握することが重要である．「財産と経済状況」は，ケアの種類や量に影響を与えるため，財産や年金などの収入源を考慮に入れることが必要である．チーム医療の中では医療ソーシャルワーカー（MSW）が本人やその家族の社会状況を聞き取るという役割を担っている．

2 社会的要素の評価の質問票

社会的要素の質問票としては，Lubben Social Network Scale（LSNS）がある[1]．LSNSは，1988年にLubbenらにより開発され，高齢者のための社会的ネットワークと社会的支援の程度を測定するための尺度であり，特に高齢者の「社会的孤立」を評価し，介入が必要かどうかを判断するのに役立つ．LSNSはネットワークのサイズや接触頻度と共に，情緒的・手段的サポートに関する10項目から構成されている．2003年にLSNSを上回る実用性と心理測定学的特性を有する短縮版スクリーニング尺度Lubben Social Network Scale-6（LSNS-6）が開発され[2]，日本では栗本らにより日本語版LSNS-6が作成されている（表2）[3]．

表1　社会的要素の項目とその評価内容

項目	評価内容
家族関係	家族構造，家族との関係性，家族からのサポートの有無や質を評価
介護者	介護者の存在，介護者の負担度，介護者の健康状態などを評価
自宅環境	居住環境，安全性，バリアフリーの有無，住環境の快適性などを評価
要介護認定	自立（非該当），要支援1～2，要介護1～5の8区分にて評価．日常生活の自立度と介護が必要な程度を評価
地域医療福祉資源	利用可能な地域の医療・福祉サービス，地域コミュニティのサポート体系などを評価
財産	経済状況，財産，年金，その他の収入源に関する情報を評価
経済状況	本人およびその家族の経済的な状況や，介護に関する費用の支払い能力を評価

表2 日本語版Lubben Social Network Scale短縮版(LSNS-6)

日本語版LSNS-6
家族 ここでは，家族や親戚などについて考えます．
1．少なくとも月に1回，会ったり話をしたりする家族や親戚は何人いますか？ 0＝いない 1＝1人 2＝2人 3＝3，4人 4＝5～8人 5＝9人以上
2．あなたが，個人的なことでも話すことができるくらい気楽に感じられる家族や親戚は何人いますか？ 0＝いない 1＝1人 2＝2人 3＝3，4人 4＝5～8人 5＝9人以上
3．あなたが，助けを求めることができるくらい親しく感じられる家族や親戚は何人いますか？ 0＝いない 1＝1人 2＝2人 3＝3，4人 4＝5～8人 5＝9人以上
友人関係 ここでは，近くに住んでいる人を含むあなたの友人全体について考えます．
4．少なくとも月に1回，会ったり話をしたりする友人は何人いますか？ 0＝いない 1＝1人 2＝2人 3＝3，4人 4＝5～8人 5＝9人以上
5．あなたが，個人的なことでも話すことができるくらい気楽に感じられる友人は何人いますか？ 0＝いない 1＝1人 2＝2人 3＝3，4人 4＝5～8人 5＝9人以上
6．あなたが，助けを求めることができるくらい親しく感じられる友人は何人いますか？ 0＝いない 1＝1人 2＝2人 3＝3，4人 4＝5～8人 5＝9人以上

LSNS-6の総得点は，これらの6項目の各点数を均等に加算して求めます．総得点の範囲は0点～30点です．
(出典：栗本鮎美ほか：日本語版 Lubben Social Network Scale 短縮版(LSNS-6)の作成と信頼性および妥当性の検討．日老医誌，48：149-157，2011)

LSNS-6は，家族・親戚，友人に関する6つの質問から構成されており，主に高齢者の社会的サポートの状況を評価するために用いられる．回答形式は，自己報告式のアンケートで，各項目に対して数点のスケールで回答となっており，各項目のスコアを合計し，社会的ネットワークの大きさや質を反映し，低いスコアほど社会的孤立を示唆している．

文 献

1) Lubben JE：Assessing social networks among elderly populations. Fam Community Health, 11：42-52, 1988.
2) Lubben JE, et al：Centrality of social ties to the health and well-being of older adults. In：Berkman L, et al, eds, Social work and health care in an aging world, pp319-350, Springer Press, 2003.
3) 栗本鮎美ほか：日本語版Lubben Social Network Scale短縮版(LSNS-6)の作成と信頼性および妥当性の検討. 日老医誌, 48：149-157, 2011.

8 フレイル／栄養

CQ I-8-1

高齢者においてフレイル評価は有用か？

»ステートメント

高齢者に対してフレイル評価を行うことを提案する．

エビデンスの強さ ▸ C　推奨度 ▸ 2 （合意率：90％）

解説

今回のシステマティックレビューでは，フレイル評価の有用性について，「介護サービスの適正化」「日常生活活動度（ADL）の改善」「併存疾患の管理の適正化」「コスト増加」を重要視して調べた．フレイル評価実施の有無をランダムに割り付け，前述のアウトカムを評価した研究報告は認められなかった．

一方，後ろ向きコホート研究として，高齢者が任意でフレイル評価を受けた群と受けなかった群に分けて比較解析した研究が1件報告されていた[1)]．この研究の対象者は，兵庫県香美町に在住する65歳以上の介護認定を受けていない地域在住高齢者5,093人であった．『基本チェックリスト』によるフレイル評価の受診の有無でグループ分けを行い，登録後から5年間の新規要介護認定の発生と死亡を観察した（最初の1年間のイベント発生は除外）．その結果，前期高齢者（65～74歳）では新規介護認定の発生と死亡は両群で有意差はなかったが，75歳以上の後期高齢者では，新規介護認定発生が評価なし群（558人）で40.3％であったのに対し，評価あり群（1,970人）では28.5％と有意に低く（$p < 0.001$），死亡についても前者が15.6％であったのに対し，後者では12.2％と有意に低かった（$p = 0.037$）．さらに健康診査（健診）受診の有無を加えた4群においてCox比例ハザードモデル解析を実施した．その結果，75歳以上の高齢者では，フレイル評価と健診を2つとも受診した群を基準とすると，新規要介護認定発生は，いずれも受診しなかった群でハザード比（HR）2.18［95％CI：1.70 to 2.79］であったのに対し，フレイル評価のみを実施した群ではHR 1.36［95％CI：1.09 to 1.71］，健診のみ受診した群ではHR 1.80［95％CI：1.19 to 2.73］であった（年齢や性別，BMI，併存症や服薬数，移動機能障害，認知機能障害，独居で調整）．

なお，フレイル評価の実施の有無ではなく，フレイル評価と予後の関連性については，さまざまな評価方法において妥当性が検証されている．自立度の低下のみならず[2,3)]，転倒やQOL[4)]，死亡[5-9)]との関連性を示唆する報告も数多くある．そのため，フレイル評価により予後を推定し，それに基づいた治療方法を選択することが重要であると考えられる．

フレイル評価は，適切な予防・改善対策と連動させることでその有効性を発揮する可能性があるが，それらを高い精度で検証している研究は少ない．今後，研究の正確性，客観性の点で，より質の高い研究が求められる．

文献

1) Ogita M, et al：Participation in health and frailty check-ups predicted functional outcomes and mortality in older adults in Japan. Geriatr Gerontol Int, 23：348-354, 2023.
2) Makizako H, et al：Impact of physical frailty on disability in community-dwelling older adults：a prospective cohort study. BMJ Open, 5：e008462, 2015.
3) Yamada M, et al：Predictive value of frailty scores for healthy life expectancy in community-dwelling older Japanese adults. J Am Med Dir Assoc, 16：1002.e7-11, 2015.
4) Doñate-Martínez A, et al：Frailty as a predictor of adverse outcomes among Spanish community-dwelling older adults. Int J Environ Res Public Health, 19：12756, 2022.
5) Jones D, et al：Evaluation of a frailty index based on a comprehensive geriatric assessment in a population based study of elderly Canadians. Aging Clin Exp Res, 17：465-471, 2005.
6) Kojima G, et al：Frailty index as a predictor of mortality：a systematic review and meta-analysis. Age Ageing, 47：193-200, 2018.
7) Wang MC, et al：Frailty, transition in frailty status and all-cause mortality in older adults of a Taichung community-based population. BMC Geriatr, 19：26, 2019.
8) Kojima G：Frailty defined by FRAIL scale as a predictor of mortality：a systematic review and meta-analysis. J Am Med Dir Assoc, 19：480-483, 2018.
9) Salminen M, et al：Frailty and mortality：an 18-year follow-up study among Finnish community-dwelling older people. Aging Clin Exp Res, 32：2013-2019, 2020.

作成グループにおける，推奨に関連する価値観や好み

本CQに対する推奨の作成にあたっては，介護サービスの適正化，ADLの改善，併存疾患の管理の適正化，およびコストの増加を重要視した．

推奨の強さに影響する要因

①アウトカム全般に関する全体的なエビデンスが強い	
2：いいえ	フレイルの評価が，自立度の低下や転倒，QOL，死亡と関連するというエビデンスは多数あるが，評価実施の有無と介入を連動して実施したエビデンスは乏しい．
②益と害とのバランスが確実（コストは含めない）	
2：いいえ	判断するためのエビデンスが不十分である．
③患者の価値観や好み，負担の確実さ	
2：いいえ	判断するためのエビデンスが不十分である．
④正味の利益がコストや資源に十分見合ったものかどうか	
2：いいえ	判断するためのエビデンスが不十分である．

推奨度

2（弱い）：「行うこと」を提案する．

CQ I-8-2

高齢者において栄養評価は有用か？

»ステートメント

高齢者に対して栄養評価を行うことを提案する.

エビデンスの強さ ▶ C　推奨度 ▶ 2 (合意率：80%)

解説

高齢者では無自覚な低栄養が潜在していることがあるため，すべての高齢者に対し日常的に栄養スクリーニング(栄養障害のある者，またはその疑いがある者を対象集団から抽出するプロセス)を実施することが推奨されている[1]．そして，栄養スクリーニングはアセスメントによる個別の栄養問題評価と栄養管理とを連動させることにより効果を発揮する．今回のシステマティックレビューでは，栄養評価の有用性について，「介護サービスの適正化」「ADLの改善」「栄養状態の改善」「コスト増加」を重要視して調べたが，これらをアウトカムとして栄養評価実施の有無をランダムに割り付けて評価した研究報告はなかった．

一方，栄養スクリーニングと栄養管理を連動したパス導入による経済効果の有無，またヘルスケア利用に対する効果について，導入前後で比較した文献が1件あった[2]．栄養スクリーニングはMalnutrition Universal Screening Tool (MUST)によって行われ，低栄養のリスク別に介入方法が設定された．一般開業医に通院する65歳以上の高齢者163人に対し，栄養スクリーニングに始まる一連の管理パスを適用し，パス導入後6ヵ月間の入院，入院期間，一般開業医への受診回数，医療スタッフの訪問回数，医療費が解析された．平均年齢は80歳で，栄養スクリーニングの結果に基づき，低リスク群(50人)，中リスク群(41人)，高リスク群(72人)に分類された．中リスク群と高リスク群には，管理栄養士が栄養相談やアドバイスを実施し，高リスク群にはさらに経口栄養補助食品(oral nutritional supplements：ONS)の利用を推奨するなどの栄養管理が行われた．その結果，栄養管理パスの導入は，入院の減少，入院期間の短縮，一般開業医への受診の減少，抗菌薬処方の減少と関連した．また，栄養管理に関わる経費は医療サービスの利用減少により相殺され，それ以上にコストが削減された．この報告は，栄養スクリーニングに始まる一連の管理パスが，患者のヘルスケアを改善しコスト削減にも影響していることを示している．ただし，パス導入後の6ヵ月間での評価であることと前後比較による分析であることに留意を要する．

以上から，高齢者に対する栄養評価は，栄養管理と連動することで有用となる可能性がある．

文献

1) Volkert D, et al：ESPEN guideline on clinical nutrition and hydration in geriatrics. Clin Nutr, 38：10-47, 2019.
2) Brown F, et al：Economic impact of implementing malnutrition screening and nutritional management in older adults in general practice. J Nutr Health Aging, 24：305-311, 2020.

作成グループにおける，推奨に関連する価値観や好み

本CQに対する推奨の作成にあたっては，介護サービスの適正化，ADLの改善，栄養状態の改善，およびコストの増加を重要視した．

推奨の強さに影響する要因

①アウトカム全般に関する全体的なエビデンスが強い	
2：いいえ	栄養評価と管理を連動させることの有用性を示す報告はあるが，栄養評価実施の有無をランダムに割り付け，その有用性を解析した調査はなかった．
②益と害とのバランスが確実（コストは含めない）	
2：いいえ	栄養評価と管理が連動するプロセスが適用されることで，ヘルスケアの利用が減少したとする報告がある一方，栄養管理を負担に感じて受け入れない高齢者もいる．
③患者の価値観や好み，負担の確実さ	
2：いいえ	栄養評価を受けた者の中には，低栄養リスクや低栄養があっても，管理栄養士との面談を受け入れなかったり，低栄養リスクを気に留めていなかったりすることがある．
④正味の利益がコストや資源に十分見合ったものかどうか	
2：いいえ	判断するためのエビデンスが不十分である．

推奨度

2（弱い）：「行うこと」を提案する．

フレイル/栄養に関するCGAツールの紹介

1 フレイル

フレイルの評価ツールは多数あり，これまでのところ統一されていない．わが国で用いられやすい評価ツールを紹介する．

◆簡易フレイルインデックス(表1)[1)]

体重減少，歩行能力低下，活動量低下，記憶力低下，活力低下の5つの質問について「はい」「いいえ」の二者択一で回答する簡便な質問票である．3つ以上に該当する場合「フレイル」，1つまたは2つに該当する場合「プレフレイル」，1つも該当しない場合「ロバスト(健常)」と評価する．介護認定を受けていない高齢者に実施した時，簡易フレイルインデックスでフレイルと評価された高齢者は，2年間で新規に介護認定を受けた者が有意に多かった(フレイル：30%，プレフレイル：8.7%，ロバスト：0.8%)[2)]．

◆基本チェックリスト(⇒p11_表1)[3)]

高齢者の日常生活機能を，7領域(手段的ADL，社会的ADL，運動機能，栄養状態，口腔機能，認知機能，気分)25問の二者択一式の質問で評価する．質問は，「〜していますか？」という習慣的行動を尋ねており，「〜できますか？」という能力を尋ねているわけではないことに注意が必要である．各質問において，不具合がある場合に加点され，領域ごとにカットオフ値が設けられている．

25問の合計点をフレイルの評価に用いることが可能で，8点以上を「フレイル」，4〜7点を「プレフレイル」，3点以下を「ロバスト」とした場合，介護認定を受けていない高齢者を登録時に評価し3年間追跡すると，新規要介護認定を受けた者も死亡した者も，フレイルで有意に多いことが報告されている(新規要介護認定率と死亡率の順に，フレイル：31.6%と7.5%，プレフレイル：12.6%と2.4%，ロバスト：5.8%と2.0%)[4)]．

◆後期高齢者の質問票(表2)[5, 6)]

75歳以上の後期高齢者を対象とした健康診査の質問票として導入され，15問の二者択一方式の質問からなる．質問の約半数は，前述の「簡易フレイルインデックス」や「基本チェックリスト」の質問が取り入れられている．各質問に対する問題がある場合の対応については，日本老年医学会から対応マニュアルが作成されている．

本質問票における合計点も，「基本チェックリスト」と同様に，フレイル評価として用いることが

表1　簡易フレイルインデックス

No	質問項目	回答	評価内容
1	6ヵ月間で2〜3kgの体重減少がありましたか？	1：はい　0：いいえ	体重減少
2	以前に比べて歩く速度が遅くなってきたと思いますか？	1：はい　0：いいえ	歩行速度
3	ウォーキングなどの運動を週に1回以上していますか？	0：はい　1：いいえ	運動
4	5分前のことが思い出せますか？	0：はい　1：いいえ	記憶
5	(ここ2週間)わけもなく疲れたような感じがする	1：はい　0：いいえ	疲労感

[判定基準] 3項目以上に該当：フレイル，1〜2項目に該当：プレフレイル，該当なし：ロバスト(健常)
(出典：山田 実：簡易フレイルインデックス『フレイルハンドブック2022年版』pp34-35，ライフ・サイエンス，2022；Yamada M, et al：Predictive value of frailty scores for healthy life expectancy in community-dwelling older Japanese adults. J Am Med Dir Assoc, 16：1002.e7-1002.e11, 2015)

表2　後期高齢者の質問票

No	質問文	回答	類型名
1	あなたの現在の健康状態はいかがですか	①よい　②まあよい　③ふつう　④あまりよくない　⑤よくない	健康状態
2	毎日の生活に満足していますか	①満足　②やや満足　③やや不満　④不満	心の健康状態
3	1日3食きちんと食べていますか	①はい　②いいえ	食習慣
4	半年前に比べて固いものが食べにくくなりましたか（※さきいか，たくあんなど）	①はい　②いいえ	口腔機能
5	お茶や汁物などでむせることがありますか	①はい　②いいえ	
6	6ヵ月間で2～3kg以上の体重減少がありましたか	①はい　②いいえ	体重変化
7	以前に比べて歩く速度が遅くなってきたと思いますか	①はい　②いいえ	運動・転倒
8	この1年間に転んだことがありますか	①はい　②いいえ	
9	ウォーキングなどの運動を週に1回以上していますか	①はい　②いいえ	
10	周りの人から「いつも同じことを聞く」などの物忘れがあると言われていますか	①はい　②いいえ	認知機能
11	今日が何月何日かわからない時がありますか	①はい　②いいえ	
12	あなたはたばこを吸いますか	①吸っている　②吸っていない　③やめた	喫煙
13	週に1回以上は外出していますか	①はい　②いいえ	社会参加
14	ふだんから家族や友人と付き合いがありますか	①はい　②いいえ	
15	体調が悪いときに，身近に相談できる人がいますか	①はい　②いいえ	ソーシャルサポート

（出典：厚生労働省『高齢者の特性を踏まえた保険事業ガイドライン第3版』p14，2024；日本老年医学会『かかりつけ医のための後期高齢者の質問票対応マニュアル』2020）

表3　日本版Cardiovascular Health Study（J-CHS）基準

項目	評価基準
体重減少	6ヵ月で，2kg以上の（意図しない）体重減少
筋力低下	握力：男性＜28kg，女性＜18kg
疲労感	（ここ2週間）わけもなく疲れたような感じがする
歩行速度	通常歩行速度＜1.0m/秒
身体活動	①軽い運動・体操をしていますか？ ②定期的な運動・スポーツをしていますか？ 上記2つのいずれも「週に1回もしていない」と回答

［判定基準］3項目以上に該当：フレイル，1～2項目に該当：プレフレイル，該当なし：ロバスト（健常）
（出典：国立長寿医療研究センター・東浦町『健康長寿教室テキスト第2版』p2，2020；Satake S, et al：Vitality Index as a useful tool to assess elderly with dementia. Geriatr Int, 20：992-993, 2020）

可能で，4点以上を「フレイル」とした時，要介護1以上の新規要介護認定に対するハザード比は2.47 [95%CI：2.13 to 2.87]と有意に高いことが示されている[7]．

◆日本版Cardiovascular Health Study（J-CHS）基準（表3）[8]

Friedらが報告した『Cardiovascular Health Study（CHS）基準』を日本人向けに修正した評価で，①体重減少，②筋力低下，③疲労感，④歩行速度低下，⑤身体活動減少の5つの項目を評価し，3項目以上に該当する場合をフレイル，1～2項目に該当する場合をプレフレイル，いずれにも該当しない場合をロバスト(健常)と評価する．CHS基準は，身体的フレイルの代表的な評価方法とされている．

介護認定を受けていない65歳以上の地域在住高齢者4,341人を対象として，本基準による評価を行った報告では，2年間の新規要介護認定発生のオッズ比は，健常者を1とした時，プレフレイルが2.52 [95%CI：1.56 to 4.07]，フレイルが4.65 [95%CI：2.63 to 8.22]と統計学的にも有意に上昇した[9]．

2 栄養

栄養評価としては，スクリーニングとアセスメントがあり，前者の代表であるMUSTと，後者の代表であるMNAを紹介する．後者は高齢者の栄養評価を目的としたツールで，短縮版はスクリーニングとして用いられ，全体版はアセスメントとして世界的にも広く用いられている．

◆Malnutrition Universal Screening Tool (MUST)[10]

英国静脈経腸栄養学会(BASPEN)の栄養障害対策委員会により考案された方法で，①Body Mass Index (BMI)，②体重減少率，③5日以上の栄養摂取を障害するおそれのある急性疾患の3項目について，それぞれ0～2で加点し，0～6点のスコア化を行って評価する．スコア0は低リスク，スコア1は中等度リスクで要観察，スコア2以上は高度リスクで栄養介入の対象とされる．

◆Mini Nutritional Assessment (MNA®)[11]

高齢者の栄養状態を評価する簡便なツールとして開発され，6つのスクリーニング項目と12のアセスメント項目に分かれている．採血を含まないため，さまざまな場面での栄養評価が可能となっている．

スクリーニング項目とスコアは，①食事摂取量の減少：0～2点，②体重の減少：0～3点，③自力歩行の可否：0～2点，④急性疾患や精神的ストレスの有無：0～2点，⑤認知症やうつの併存の有無：0～2点，⑥Body Mass Index：0～3点，となっており，0～7点を「低栄養」，8～11点を「低栄養のおそれ」，12～14を「栄養状態良好」と判定する．

アセスメントでは，⑦生活の自立，⑧処方薬数，⑨褥瘡/皮膚潰瘍の有無，⑩食事回数，⑪摂取タンパク質，⑫果物/野菜摂取，⑬水分摂取量，⑭食事摂取の介助，⑮栄養状態の自己評価，⑯健康状態の自己評価，⑰上腕周囲長，⑱ふくらはぎの周囲長，がスクリーニング項目に加わる．アセスメントを加えたfull-versionの場合は，17点未満を「低栄養」，17～23.5点を「低栄養のおそれ」，24～30点を「栄養状態良好」と判定する．入院患者や居宅療養患者における生命予後を予測しうることが示されている[12]．

文献

1) 山田 実：簡易フレイルインデックス. In：荒井秀典 監, 佐竹昭介 編, フレイルハンドブック2022年版, pp34-35, ライフ・サイエンス, 2022.

2) Yamada M, et al：Predictive value of frailty scores for healthy life expectancy in community-dwelling older Japanese adults. J Am Med Dir Assoc, 16：1002.e7-1002.e11, 2015.

3) 「介護予防のための生活機能評価に関するマニュアル」分担研究班(主任研究者：鈴木隆雄)：介護予防のための生活機能評価に関するマニュアル(改訂版), 2009.

4) Satake S, et al：Validity of total Kihon checklist score for predicting the incidence of 3-year dependency and mortality in a community-dwelling older population. J Am Med Dir Assoc, 18：552.e1-552.e6, 2017.

5) 厚生労働省：高齢者の特性を踏まえた保健事業ガイドライン第3版, 2024.
6) 日本老年医学会：かかりつけ医のための後期高齢者の質問票対応マニュアル, 2020
7) Tanaka T, et al. Predictive validity of the questionnaire for medical checkup of old-old for functional disability：using the National Health Insurance database system. Geriatr Gerontol Int, 23：124-130, 2023.
8) 国立長寿医療研究センター・東浦町：健康長寿教室テキスト第2版, 2020.
9) Makizako H, et al：Impact of physical frailty on disability in community-dwelling older adults：a prospective cohort study. BMJ Open, 5：e008462, 2015.
10) British Association for Parenteral and Enteral Nutrition：Introducing 'MUST'. Webpage URL：〈https://www.bapen.org.uk/screening-for-malnutrition/must/introducing-must〉
11) Nestlé Nutrition Institute：MNA® Forms. Webpage URL：〈https://www.mna-elderly.com/mna-forms〉
12) Kagansky N, et al：Poor nutritional habits are predictors of poor outcome in very old hospitalized patients. Am J Clin Nutr, 82：784-891, 2005.

各論

Ⅱ

CGAを用いた老年疾患・老年症候群の管理

1 フレイル／低栄養

CQ II-1

フレイル高齢者においてCGAは有用か？

»ステートメント

フレイル高齢者に対してCGAを行うことを提案する.

エビデンスの強さ ▶ D　推奨度 ▶ 2（合意率：100％）

解説

システマティックレビューにおいては，フレイル高齢者に対するCGA介入効果のアウトカムとして，「自立機能低下(新規要介護認定の発生，施設入所)の改善」「緊急入院の発生率低下」「転倒・骨折の発生率低下」「死亡率の減少」「コストの増加」を挙げた.「転倒・骨折の発生率低下」についてはランダム化比較試験(RCT)を見いだせなかったが，その他のアウトカムに対してはRCT研究が数件見いだされた．有用性を示す報告があるものの，有用性がないとする報告もあり，結果が一定しておらずエビデンスが不十分であった．なお，当初はCQおよびステートメントに「低栄養」を含めていたが，作業の過程で採択文献がなかったため低栄養高齢者に関するCGA介入効果を検討することができなかった．また，フレイルの定義は必ずしも同一基準で評価されたものではなく，抽出された文献11件のうち2件がPhenotype model (表現型モデル)[1,2]，1件がPhenotype modelとCumulative deficit model (欠損累積モデル)[3]，その他は個別の評価方法によりフレイル高齢者を定義していた.

自立機能低下(新規要介護認定の発生，施設入所)に関するCGA介入の効果を検討したRCTは3件であり，そのうち2件は外来患者へのCGA介入研究，1件は高齢入院患者へのCGA介入研究であった．外来患者を対象とした2件は，基本的日常生活活動度(BADL)を評価したが，有意な介入効果はみられなかった[4,5]．一方，急性期疾患で内科病棟に入院した75歳以上の高齢者を対象とした研究では，Geriatric Evaluation and Management Unit (GEMU)でCGA介入を行う群と一般病棟(general Medical Ward：MW)で通常治療を行う群に分け，CGAの効果を調査した．その結果，BADLを評価してはいないが，自宅療養率は退院3ヵ月後で，MW群64％に対しGEMU群80％ ($p = 0.005$)，6ヵ月後でMW群60％に対しGEMU群72％($p = 0.04$)とGEMU群において有意に高いことを示した[6]．なお，入院患者を対象としたCGA介入研究がもう1件あり，介入によるADLの改善が認められているものの，入退院前後の療養場所に関するデータが不十分であったため，「自立機能低下

(新規要介護認定の発生，施設入所)の改善」をアウトカムとした分析に含めることができなかった[7].

緊急入院に関するCGA効果については4件のRCTが報告されており，2件が外来での介入，その他の2件は入院患者に対する介入であった．大腸がんの手術前にCGA介入した研究[8]，高齢の造血器悪性腫瘍患者(白血病，悪性リンパ腫など)に対する老年科医のCGA介入研究[3]，CGAを導入した診療所と通常の診療所に通院する高齢者を経時的に比較した研究[4]，GEMUでCGA介入した群とMWでの通常ケア群を6ヵ月追跡した研究[6]のいずれも，介入群と対照群に有意な差を認めなかった．

死亡率の低下に関するCGA効果については，外来および入院における8件の介入研究があったが，そのうち7件は介入による有意差を認めなかった[1, 3-5, 8-10]．介入効果が部分的に認められた1件の報告は，内科疾患で入院した高齢者を対象とした介入研究で，3ヵ月後と6ヵ月後の死亡率が介入群で有意に低下したが，1年後には有意差は消失した[11].

コストの増加に関するCGA介入効果については3件の報告があり，うち2件はCGAの経済効果は認めなかった[9, 10]．効果を認めたとする1件の報告は，70歳以上の地域在住フレイル高齢者を対象として12ヵ月の多職種によるCGA介入を行い，その経済効果を解析した．その結果，通常の医療や地域のサービスを受けている対照群に比べ，介入群で費用対効果が優れ，特にフレイルが重度な高齢者において，その効果が顕著であったことを報告している[2].

CGA介入効果について，「自立機能低下(新規要介護認定の発生，施設入所)の改善」「緊急入院の発生率低下」「転倒・骨折の発生率低下」「死亡率の減少」「コストの増加」をアウトカムとした場合，多くの研究で有意な利益を示していない．ただし，介入内容や対象者，デザインが研究ごとに異なっているため，統合したメタ解析を行うことはできなかった．今後，さらなる研究が必要である．

文献

1) Mazya AL, et al：Outpatient comprehensive geriatric assessment：effects on frailty and mortality in old people with multimorbidity and high health care utilization. Aging Clin Exp Res, 31：519-525, 2019.
2) Fairhall N, et al：Economic evaluation of a multifactorial, interdisciplinary intervention versus usual care to reduce frailty in frail older people. J Am Med Dir Assoc, 16：41-48, 2015.
3) DuMontier C, et al：Randomized controlled trial of geriatric consultation versus standard care in older adults with hematologic malignancies. Haematologica, 107：1172-1180, 2022.
4) Ruikes FG, et al：Multicomponent program to reduce functional decline in frail elderly people：a cluster controlled trial. J Am Board Fam Med, 29：209-217, 2016.
5) Rockwood K, et al：A clinimetric evaluation of specialized geriatric care for rural dwelling, frail older people. J Am Geriatr Soc, 48：1080-1085, 2000.
6) Saltvedt I, et al：Acute geriatric intervention increases the number of patients able to live at home. A prospective randomized study. Aging Clin Exp Res, 16：300-306, 2004.
7) Wilhelmson K, et al：Positive effects on activities of daily living one year after receiving comprehensive geriatric assessment-results from the randomised controlled study CGA-Swed. BMC Geriatr, 22：180, 2022.
8) Ommundsen N, et al：Preoperative geriatric assessment and tailored interventions in frail older patients with colorectal cancer：a randomized controlled trial. Colorectal Dis, 20：16-25, 2018.
9) Rao AV, et al：Geriatric evaluation and management units in the care of the frail elderly cancer patient. J Gerontol A Biol Sci Med Sci, 60：798-803, 2005.
10) Cohen HJ, et al：A controlled trial of inpatient and outpatient geriatric evaluation and management. N Engl J Med, 346：905-912, 2002.

11) Saltvedt I, et al：Reduced mortality in treating acutely sick, frail older patients in a geriatric evaluation and management unit. A prospective randomized trial. J Am Geriatr Soc, 50：792-798, 2002.

作成グループにおける，推奨に関連する価値観や好み

本CQに対する推奨の作成にあたっては，自立機能低下(新規要介護認定の発生，施設入所)の改善，緊急入院の発生率低下，転倒・骨折の発生率低下，死亡率の減少，コストの増加を重要視した.

推奨の強さに影響する要因

①アウトカム全般に関する全体的なエビデンスが強い	
2：いいえ	フレイル高齢者へのCGA介入は，ADLや自宅療養率を改善する効果があるという報告があるものの，その他のアウトカムでは否定的な結果も多くエビデンスが一定していない.
②益と害とのバランスが確実(コストは含めない)	
2：いいえ	判断するためのエビデンスが不十分である.
③患者の価値観や好み，負担の確実さ	
2：いいえ	判断するためのエビデンスが不十分である.
④正味の利益がコストや資源に十分見合ったものかどうか	
2：いいえ	判断するためのエビデンスが不十分である.

推奨度

2(弱い)：「行うこと」を提案する.

領域別指針等でのCGAに関する記載の紹介

フレイルは「加齢に伴う予備能力低下のため，ストレスに対する回復力が低下した状態」とされるが，フレイルの捉え方は統一されていない．これまでのところ，身体的徴候を踏まえて評価するPhenotype model（表現型モデル）[1]と，CGAを基に評価するCumulative deficit model（欠損累積モデル）[2]が代表であり，予後との関連性は妥当性が示されている．

フレイルは多面的な問題を孕んでいるため，包括的な評価を行うことが大切である．2018年に発刊された『フレイル診療ガイド 2018年版』[3]には，「高齢者総合機能評価的（Comprehensive Geriatric Assessment）な評価法として，Edmonton Frail Scale，Tilburg Frailty Indicator，基本チェックリストなどが代表的な方法として挙げられる」と記載されている．

文献

1) Fried LP, et al：Frailty in older adults：evidence for a phenotype. J Gerontol A Biol Sci Med Sci, 56：M146-M156, 2001.
2) Mitnitski AB, et al：Accumulation of deficits as a proxy measure of aging. Scientific World Journal, 1：323-336, 2001.
3) 荒井秀典ほか編：フレイル診療ガイド2018年版-CQ2 フレイルをどのように診断するか？ pp4-8, 日本老年医学会・国立長寿医療研究センター, 2018.

2 認知症

CQ II-2

認知症高齢者に対するCGAの中の認知機能，行動・心理症状評価ツールによる評価は有用か？

»ステートメント

認知症高齢者においてCGAを行う場合に，認知機能もしくは行動・心理症状評価ツールによる評価を行うことを推奨する．

エビデンスの強さ ▸ C　推奨度 ▸ 1　(合意率：88.9%)

解説

行動・心理症状の改善，入院・入所率の低下，死亡率の低下，併存疾患の管理の適正化，医療費または患者負担の増加をアウトカムとして本CQについて検討したが，システマティックレビューによって抽出された文献は6件のみであり，いずれもが併存疾患管理の適正化に関する研究であった．介入研究は2件含まれており，1件は摂食障害による人工的水分・栄養補給を受けている入院認知症者90人に対し，CGAとそれに基づく介入を実施して既存対照群(ヒストリカル・コントロール) 124人と比較したもので，人工的水分・栄養補給からの離脱率は介入群で有意に高く(51% *vs* 34%；$p = 0.02$)，また1年後に人工的水分・栄養補給なしの生存率も介入群で有意に高かった(28% *vs* 15%；$p = 0.01$)[1]．もう1件は24ヵ所の介護施設に在住する認知症患者に対しCGAとそれに基づく介入を実施したクラスターランダム化比較試験で，介入群(118人)では対照(通常ケア)群(120人)と比較して食事や住宅，視覚や聴覚障害，親密な関係性などを含めた社会，医療，心理および環境面でのアンメットニーズがより減少する傾向がみられた(尺度を用いて同定されたアンメットニーズの数の変化：－3.1 *vs* －0.7)が，クラスター間のばらつきが大きく統計学的な有意差を示すには至らなかった[2]．この2件の研究においては，対象集団，介入内容，アウトカムいずれも異なっているため直接的な比較は困難であった．一方，残る4件は観察研究であり，用いた評価ツールや研究のアウトカムは異なるものの，いずれの研究においてもCGAの結果と予後が関連している，もしくはCGAの結果によって予後予測が可能であることを示していた[3-6]．CGAを用いることによって予後予測が可能となるのであれば，有害事象への事前対応につながることが期待される．

認知症高齢者におけるCGAに認知機能もしくは行動・心理症状評価ツールを含めること

によるコストや有害事象を定量的に評価した研究はなかった．また，今回抽出された研究の多くが小規模であり，本CQに関し総体としてエビデンスは限定的であると考えられる．一方，臨床現場においては，認知症者の継続的な診療にあたり，CGAとしてか否かに関わらず，認知機能評価を定期的に実施することは広く行われている．また，必要に応じて，行動・心理症状の評価も実施されている．このように臨床現場において標準的に行われている医療行為では，その医療行為の実施の有無を介入として評価することは困難であり，それが本CQにおいてエビデンスが限定的となった一因であると考えられる．

本CQで抽出された介入研究では一貫した結果が得られなかったが，観察研究では認知症高齢者におけるCGAに認知機能もしくは行動・心理症状評価ツールを含めることの有益さを示唆する結果が得られた．エビデンスとしては限定的であるが，認知症高齢者において認知機能の推移もしくは行動・心理症状の程度を評価する臨床的な必要性は高く，一方でこうした評価が有害事象につながる蓋然性が低いことを考慮して，認知症高齢者におけるCGAに認知機能もしくは行動・心理症状評価ツールを含めることを推奨する．

文献

1) Arahata M, et al：A comprehensive intervention following the clinical pathway of eating and swallowing disorder in the elderly with dementia：historically controlled study. BMC Geriatr, 17：146, 2017.
2) Orrell M, et al：A cluster randomised controlled trial to reduce the unmet needs of people with dementia living in residential care. Int J Geriatr Psychiatry, 22：1127-1134, 2007.
3) Pilotto A, et al：The Multidimensional Prognostic Index (MPI), based on a comprehensive geriatric assessment predicts short-and long-term mortality in hospitalized older patients with dementia. J Alzheimers Dis, 18：191-199, 2009.
4) Sato S, et al：Predicting falls from behavioral and psychological symptoms of dementia in older people residing in facilities. Geriatr Gerontol Int, 18：1573-1577, 2018.
5) 堀内美雪ほか：ABC認知症スケールを高齢患者の危険行動の予測に用いるための試み．日本看護学会論文集．ヘルスプロモーション・精神看護・在宅看護, 51：183-186, 2021.
6) Yamamoto H, et al：DASC-21：a novel geriatric assessment for discriminating best supportive care in older patients with inoperable advanced non-small cell lung cancer. Jpn J Clin Oncol, 51：1628-1635, 2021.

作成グループにおける，推奨に関連する価値観や好み

本CQに対する推奨の作成にあたっては，行動・心理症状の改善，入院・入所率の低下，死亡率の低下，併存疾患の管理の適正化，医療費または患者負担の増加を重要視した．

推奨の強さに影響する要因

①アウトカム全般に関する全体的なエビデンスが強い	
2：いいえ	抽出されたエビデンスはすべて併存疾患の管理の適正化に関するもので，介入研究レベルのエビデンスは2件抽出されたが，有用性を示した結果は1件のみであった．観察研究レベルのエビデンスではおおむね有用性が示されているが，小規模であり，また研究デザインやアウトカムなどのばらつきが大きい．行動・心理症状の改善，入院・入所率の低下，死亡率の低下，医療費または患者負担の増加など，ほかに設定されたアウトカム関するエビデンスは見いだされなかった．
②益と害とのバランスが確実（コストは含めない）	
1：はい	CGAに認知機能もしくは行動・心理症状評価ツールによる評価を含めることによる有害事象を評価した研究はなかったが，臨床上，有害事象の可能性は極めて小さいと考えられる．一方，益については，併存疾患管理の適正化の可能性が示唆されており，総体として患者が益を受ける蓋然性が高いことが考えられる．
③患者の価値観や好み，負担の確実さ	
1：はい	CGAに認知機能もしくは行動・心理症状評価ツールによる評価を含めることに対する患者（家族）の意向はおおむね一致していると考えられる．
④正味の利益がコストや資源に十分見合ったものかどうか	
2：いいえ	CGAに含まれる認知機能もしくは行動・心理症状評価は短時間かつ簡便に実施ができ，患者負担も大きくない（ただし，認知症に伴う脳の脆弱性や認知症高齢者に多く合併するフレイルによる身体的脆弱性によって忍容性には個人差があることに注意が必要である）．一方で，正味の利益として併存疾患管理の適正化が報告されているが，これらによって起こると考えられる早期診断による医療費や介護費用への影響，併存疾患管理の適正化による医療費の変化は報告されていない．

推奨度

1（強い）：「行うこと」を推奨する．

領域別指針等でのCGAに関する記載の紹介

認知症の診断においては，認知機能障害が慢性的かつ後天的に生じていること，その認知機能障害によって日常生活機能が障害されていることを確認することが必要となる．そのため，『認知症疾患診療ガイドライン2017』[1)]や英国の『NICE（National Institute for Health and Care Excellence）ガイドライン』[2)]，米国心理学会による『認知症と加齢に伴う認知機能変化の評価ガイドライン』[3)]，アルツハイマー協会による『認知症ケア実践勧告』[4)]などでは，認知機能だけでなく，生活機能も含めた包括的な評価を実施することを推奨している．

例えば，アルツハイマー協会『認知症ケア実践勧告』[4)]では，person-centered（本人中心）の評価とケアプランニングにおいて以下のような推奨を行っている．

- 定期的にperson-centered（本人中心）の包括的評価を行い，その間も適宜評価を行うこと
- 評価を情報収集，関係構築，教育，支援の機会として活用すること
- チーム協働によるアプローチで評価とケアプランニングを行うこと
- 関係するすべてのケア提供者間で本人中心の情報共有を促進するため，記録やコミュニケーションシステムを用いること
- 緩和ケアやホスピスまで含めたすべてのケア選択肢についての理解を促すため，また身体的，心理社会的，経済的に良好な状態（well-being）に最適化するため，事前のプランニングを促進すること

これらのガイドラインにおいてCGAを用いることを明示的に推奨していないが，多職種横断的，包括的評価においては簡便かつ専門的スキルを必要としないCGAを応用したアプローチが有用であると考えられる．

『認知症サポート医・認知症初期集中支援チームのための認知症診療ハンドブック』においては，身体機能や日常生活機能，介護状態の多面的な評価と多職種連携ケアの提供，認知機能障害の経時的な評価のためにCGAの活用を推奨している[5)]．

文献

1) 日本神経学会 監，「認知症疾患診療ガイドライン」作成委員会 編：認知症疾患診療ガイドライン2017，医学書院，2017.
2) National Institute for Health and Care Excellence：Dementia：assessment, management and support for people living with dementia and their carers（NG97）, 2018.
3) APA Task Force on the Evaluation of Dementia and Age-Related Cognitive Change：APA guidelines for the evaluation of dementia and age-related cognitive change, 2021.
4) Fazio S, et al：Alzheimer's Association dementia care practice recommendations. Gerontologist, 58（suppl_1）：S1-S9, 2018.
5) 鳥羽研二 監，櫻井 孝ほか編：認知症サポート医・認知症初期集中支援チームのための認知症診療ハンドブック，南江堂，2021.

3 ポリファーマシー

CQ II-3

高齢者のポリファーマシーに対し，CGAの実施は有用か？

»ステートメント

高齢者のポリファーマシーに対してCGAを行うことを提案する．

エビデンスの強さ ▸ B　推奨度 ▸ 2（合意率：88.9%）

解説

ポリファーマシーの高齢患者にCGAを実行することにより，薬物有害事象や死亡率，入院率，機能低下などを抑制する効果は明らかではないが，QOL低下の抑制や処方薬剤数の減少につながる．ポリファーマシー患者は薬物有害事象に遭遇するリスクが高いために薬剤の見直しが必要であるが，一方で必要性の高い薬剤の削減は健康状態の悪化に直結するため，薬剤削減の可否判断は困難である．CGAがポリファーマシーおよびポリファーマシー状態にある患者の予後や機能低下に有効かどうかを検証したところ，過去の研究ではCGAの有無による介入研究で該当したものは1件のみであった．

その研究では，ノルウェーの家庭医84人をCGA実践群/非実践群に分割することにより，担当する高齢患者（計355人）の予後や薬剤の変化を16週後に評価した．対象者は70歳以上で7種類以上の薬剤を定期的に処方されているポリファーマシーの地域在住患者であり，重篤な疾患を有する患者は除外された．主要評価項目は，16週後のQOL（15D：スコア範囲は0～1，スコアが高いほどQOLが良好；臨床的に意義のある変化は0.015点以上）であり，CGA実践群においてQOL低下が抑制された（CGA実践群：0.698 ± 0.164点，非実践群：0.655 ± 0.184点，群間差：0.045 [95%CI：0.004 to 0.086]；$p < 0.03$）．一方，副次評価項目として評価された死亡率や入院率，身体機能や認知機能の変化には有意差は認められなかった．16週間で薬剤の変更が行われなかった患者は，CGA実践群でわずか1.2%（非実践群では35.4%）であり，CGA実践群ではほとんどの患者において薬剤の変更が行われた．Medication Appropriateness Index（10項目の質問の評価法，18点満点．高得点が適切）による評価では，CGA実践群で6.6 ± 7.1点，非実践群で0.1 ± 4.3点とCGA実践群において処方内容の改善があったことが認められた[1]．

特定の疾患の有無に関わらずポリファーマシー患者に対し，薬剤減少や予後の改善を評価した研究は少ない．しかし，この研究においてCGAの実践によりポリファーマシー患者においてQOLの低下抑制を認め，薬剤見直しの有用性が示されたことから，エビデンスの強さは弱いながら，CGAの実践を提案する．

文献

1) Romskaug R, et al：Effect of clinical geriatric assessments and collaborative medication reviews by geriatrician and family physician for improving health-related quality of life in home-dwelling older patients receiving polypharmacy：a cluster randomized clinical trial. JAMA Intern Med, 180：181-189, 2020.

作成グループにおける，推奨に関連する価値観や好み

抽出された文献が一つのみであり，死亡率や入院，身体機能/認知機能の変化には有意差が認められなかった．一方で，QOLの維持および薬剤の適正化が遂行されたことから，これらのアウトカム項目を重要視した．

推奨の強さに影響する要因

①アウトカム全般に関する全体的なエビデンスが強い	
2：いいえ	1件のクラスターRCTにより実証されたエビデンスであるが，複数のエビデンスが存在しない．死亡率や入院率など，設定されたアウトカムに関する結果が得られていない．
②益と害とのバランスが確実（コストは含めない）	
1：はい	1件のクラスターRCTを基に検討しているが，CGAの実践により16週後のQOL低下の抑制以外に薬剤の見直しが推進されるなど，複数の効果が認められた．死亡率や入院率，ADLには有意差は認められないながら，有害事象に関する報告もなく有益である．
③患者の価値観や好み，負担の確実さ	
2：いいえ	抽出された文献が1件のみであり，ばらつきが生じ得ない．
④正味の利益がコストや資源に十分見合ったものかどうか	
1：はい	実際のコストは検討されていないが，介入群ではCGAの実践や老年科医のコンサルト以外の介入はなく，高額な医療の提供はなされていない．

推奨度

2（弱い）：「行うこと」を提案する．

領域別指針等でのCGAに関する記載の紹介

ポリファーマシーの適正化を行う手順に関しては，厚生労働省が2018年に策定した『医薬品適正使用の指針』[1]に示されているが，処方の見直しの際にはまず初めにCGAを行うことが求められている．実際に紹介されている処方見直しのプロセスを図1に示すが，ポリファーマシーに関連した問題点の確認のためには，薬剤やその効果，薬物有害事象の内容のみならず，服薬アドヒアランス不良や服薬困難，低栄養など身体機能や認知機能などの確認も必須である．そのためにまずは病状，認知機能，栄養状態，生活環境など薬剤以外のことも含めた多面的な要素についてCGAを利用して総

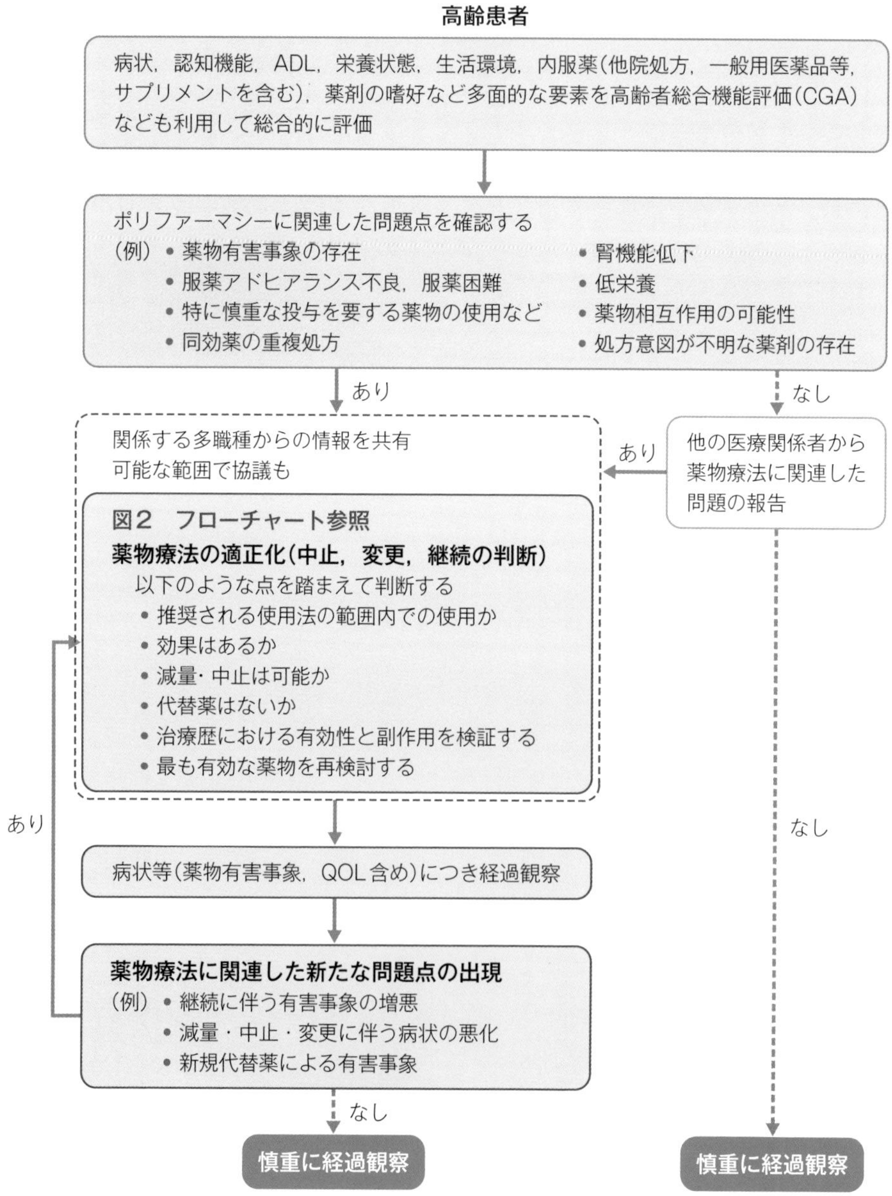

図1　処方見直しのプロセス
（出典：厚生労働省『高齢者の医薬品適正使用の指針（総論編）』p8，2018）

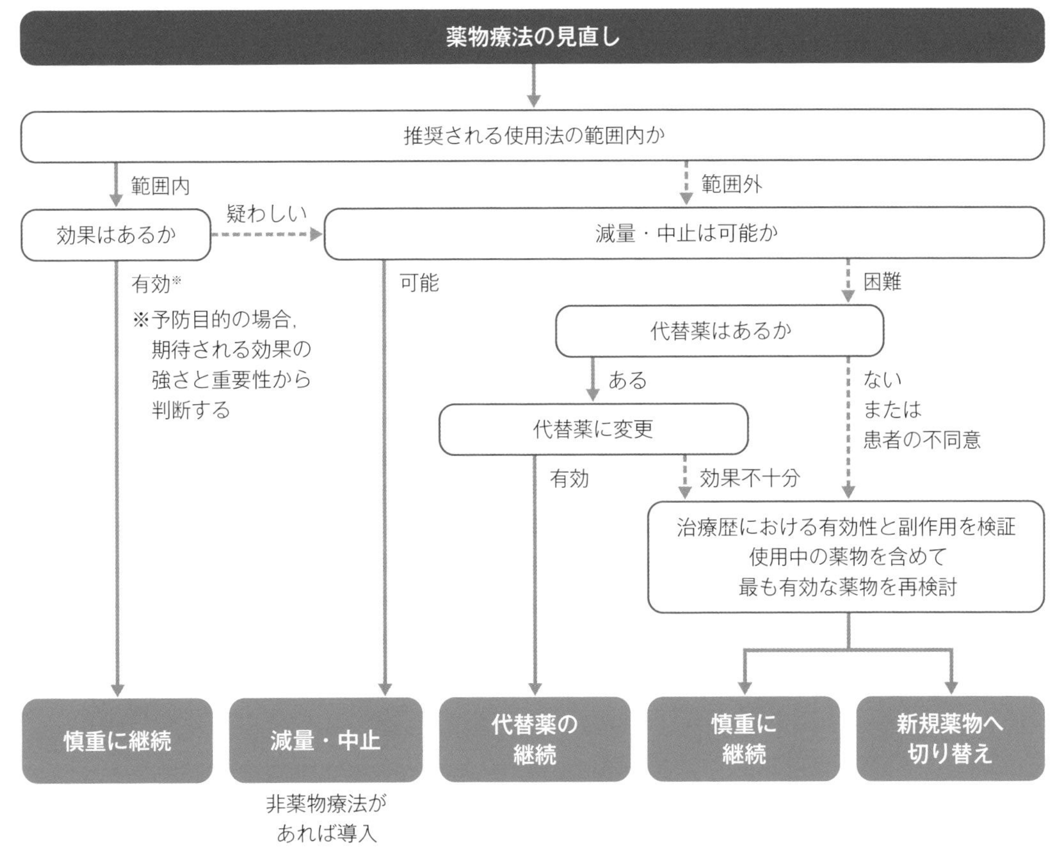

図2　薬物療法の適正化のためのフローチャート

（出典：厚生労働省『高齢者の医薬品適正使用の指針（総論編）』p9, 2018；日本老年医学会・高齢者の薬物治療の安全性に関する研究 研究班『高齢者の安全な薬物療法ガイドライン2015』p23, 2015）

合的に評価を行い，そこで収集された情報をもとに見直しのステップへと移行する．具体的に薬剤を減薬するプロセスは図2の通りである．なお，この手順の実践のために高齢者に関与するあらゆる医療者および介護者の視点が重要であることから多職種協働で対応することが望ましい．

文献

1) 厚生労働省：高齢者の医薬品適正使用の指針（総論編），2018.

4 Multimorbidity

CQ II-4

Multimorbidityの高齢者に対し，CGAの実施は有用か？

»ステートメント

Multimorbidityの高齢者に対してCGAを行うことを推奨する．

エビデンスの強さ ▶ B　推奨度 ▶ 1（合意率：77.8％）

解説

Multimorbidityの高齢者にCGAを実施することにより，コストを増加させることなく死亡率，再入院，機能低下などを抑制する効果があると報告されている．Multimorbidityは複数疾患や健康上の問題を有することを指すが，一般に高齢期になると複数の慢性疾患を合併する．そのため医療者は日常的にMultimorbidityの高齢者を診療することになるが，そのマネジメントに関し疾患ごとにMultimorbidity患者でのガイドラインの方針が固まっていないため，一つの解決策としてCGAによる評価を基にしたマネジメントが候補となる．本項ではその有用性について検討したところ，2件の論文が候補として挙げられた．

1件目の研究[1]では，スウェーデンにおいて75歳以上の高齢患者で3つ以上の疾患を有しかつ前年の3回以上の入院を経験した者を対象に，継続的なCGAの実践群/非実践群に割り付けたランダム化比較試験を行い，CGA実践群において36ヵ月以内の再入院に有意な差は認めなかったものの，期間中の生存日数の増加(ハザード比：1.49［95%CI：1.05 to 2.12］；$p = 0.026$)や入院日数の短縮(実践群：15.1日［SD：18.4］，非実践群：21.0日［SD：25.0］；$p = 0.01$)を認めた．一方で実践群/非実践群におけるコストは変わらなかった($p = 0.43$)．関連する2件目の研究[2]においては，24ヵ月以内のフレイルおよび死亡の合算頻度について検討したところ，CGA実践群で有意にその頻度が低く($p = 0.002$)，プレフレイルの頻度も同群で有意に低かった($p = 0.004$)．

以上より，Multimorbidityの高齢者においてCGAはコストを増加させることなく入院日数や生存日数，ADL維持に好影響が期待され，Multimorbidity患者へのCGA導入は推奨される．

文献

1) Ekdahl AW, et al：Long-term evaluation of the Ambulatory Geriatric Assessment：a Frailty Intervention Trial（AGe-FIT）：clinical outcomes and total costs after 36 months. J Am Med Dir Assoc, 17：263-268, 2016.

2) Mazya AL, et al：Outpatient comprehensive geriatric assessment：effects on frailty and mortality in old people with multimorbidity and high health care utilization. Aging Clin Exp Res, 31：519-525, 2019.

作成グループにおける，推奨に関連する価値観や好み

抽出された文献が2件と少なかったが，入院日数や死亡率，フレイル発症など多面的な効果が確認できたこと，さらにコストや有害事象の確認を重要視した．

推奨の強さに影響する要因

①アウトカム全般に関する全体的なエビデンスが強い	
2：いいえ	お互いに関連する2件のRCTが本CQの関連論文として抽出されており，エビデンスが少ないために強いとは言えない．
②益と害とのバランスが確実（コストは含めない）	
1：はい	入院日数や死亡率，フレイル発症の低下を認めるなど望ましい効果が複数認められる一方，望ましくない効果は特に認められていない．
③患者の価値観や好み，負担の確実さ	
2：いいえ	研究では触れられていないが，現実にCGAの実践は日常診療の中に含まれてもよいものであり，患者の価値観や好み，負担に多大な差がない．
④正味の利益がコストや資源に十分見合ったものかどうか	
1：はい	コストの上昇を認めないことが報告されている．

推奨度

1（強い）：「行うこと」を推奨する．

領域別指針等でのCGAに関する記載の紹介

2016年に発表された英国のNICE (National Institute for Health and Care Excellence) のガイドラインの中では，十分なエビデンスがないとはいえMultimorbidity患者の管理にCGAを応用することを推奨しており，またそのような研究が推進されるよう呼び掛けている[1]．

同ガイドラインの中ではMultimorbidityの患者に対するケアの原則として，以下を考慮するようにとしている．

- 個々の病状とそれに対する治療方針が有効であるか，またQOLにどのような影響を与えるかという点
- 個々のニーズ，治療方針への希望，健康上の優先事項，ライフスタイルおよび目標
- 一つひとつ疾患ごとにその疾患治療ガイドラインの推奨に沿うことへのベネフィットとリスク
- 治療の負担や有害事象，無計画なケアなどを減少させることでQOLを改善すること
- 提供されるサービス間の調整を改善させること

すなわち，疾患のみならず，治療内容や治療環境，治療に対する理解・希望などが含まれており，とりわけ公共サービスを必要とする高齢者が入院や退院など移動がある際にCGAを導入するよう指示している．

文献

1) National Institute for Health and Care Excellence：Multimorbidity：clinical assessment and management (NG56), 2016.

5 糖尿病

CQ II-5

高齢糖尿病患者の管理にCGAを用いることは有用か？

»ステートメント

高齢糖尿病患者の管理にCGAを用いることを提案する．

エビデンスの強さ ▶ D　推奨度 ▶ 2（合意率：100％）

解説

高齢糖尿病患者におけるCGAの有用性を評価したランダム化比較試験（RCT）は，台湾の単一施設で60歳以上の糖尿病患者を対象とした大腿骨近位部骨折の術後に関するものが1件のみ報告されている[1]．この研究では，高齢糖尿病患者の大腿骨近位部骨折の術後にCGAを実施することにより，関節可動域や筋力が非実施群よりも良好となったなど，高齢糖尿病患者の大腿骨近位部骨折の術後管理にCGAの実施が有用である可能性が示された．ただし，この研究は対象および疾患が限定的である．

高齢糖尿病患者では老年症候群の合併がみられやすい．そのため，『高齢者糖尿病診療ガイドライン2023』では，高齢入院患者全般を対象としたCGAが退院後3～12ヵ月間の自宅で過ごす患者を増加させる可能性がある[2]ことなどを示した上で，高齢糖尿病患者におけるCGAの実施についてグレードは付さず推奨している[3]．

今後，高齢者糖尿病治療におけるCGAの有用性を検証するさらなる研究が必要である．

文献

1) Tseng MY, et al：Effects of a diabetes-specific care model for hip fractured older patients with diabetes：a randomized controlled trial. Exp Gerontol, 126：110689, 2019.

2) Ellis G, et al：Comprehensive geriatric assessment for older adults admitted to hospital. Cochrane Database Syst Rev, CD006211, 2017.

3) 日本老年医学会, 日本糖尿病学会：高齢者糖尿病診療ガイドライン2023, 南江堂, 2023.

作成グループにおける，推奨に関連する価値観や好み

本CQに対する推奨の作成にあたっては，エビデンスと共に『高齢者糖尿病診療ガイドライン2023』との整合性も考慮した．

推奨の強さに影響する要因

①アウトカム全般に関する全体的なエビデンスが強い	
2：いいえ	高齢糖尿病患者の大腿骨近位部骨折の術後においては，有用である可能性が示されているが，その他のエビデンスは乏しい．
②益と害とのバランスが確実（コストは含めない）	
2：いいえ	CGAの実施が害を及ぼす可能性は低く，益が得られる可能性があるが，不明である．
③患者の価値観や好み，負担の確実さ	
2：いいえ	現状では，評価できない．
④正味の利益がコストや資源に十分見合ったものかどうか	
2：いいえ	現状では，評価できない．

推奨度

2（弱い）：「行うこと」を提案する．

領域別指針等でのCGAに関する記載の紹介

『高齢者糖尿病診療ガイドライン2023』[1]では，高齢者糖尿病の診療におけるCGAの活用についての記載がなされており，「CGAの情報をもとに地域の多職種と連携し，患者と家族の意向に応じ，個別に治療や療養指導を計画し必要な支援を行って最適な環境の構築につなげる」とされている．同ガイドラインでは，CGAによって問題があると認められた領域ごとに糖尿病教育の例が一覧としてまとめられている（表2-1）．

表2-1　CGAに基づいた高齢者糖尿病における教育内容（例）

CGAの領域	CGAの問題領域	糖尿病教育の例
①認知機能 ②身体機能	• 認知機能低下 • 基本的ADL低下 • 手段的ADL低下 • サルコペニア，フレイル • 歩行・バランス能力低下 • 転倒・骨折リスク	• 介護保険を申請し，認定を受ける • デイケアや訪問リハビリテーションを利用する • 身体活動を増やす • 有酸素運動を勧める • レジスタンストレーニングを勧める • 市町村の運動教室を利用する　• バランストレーニングを勧める • 転倒予防を行う　• 低血糖や高血糖を避ける
③心理状態	• うつ • QOL低下	• 傾聴やカウンセリングを行う • 精神科を受診し，必要があれば抗うつ薬を使用する • 訪問看護を利用する　• 低血糖や高血糖を避ける • 運動療法を勧める　• 糖尿病チームでかかわる
④栄養状態	• 低栄養 • サルコペニア • 過栄養	• 介護保険を申請し，認定を受ける • 体重が減らないようにする　• 十分なエネルギーとタンパク質をとる • 十分なビタミンとミネラルをとる　• 宅配食を利用する • レジスタンストレーニングなどの運動を併用しながら減量する
⑤薬剤	• 重症低血糖のリスク	• 非典型的な低血糖症状を教育する　• 低血糖の対処法を教える • 炭水化物の摂取をほぼ一定にする • 食事摂取低下または下痢・嘔吐の場合に，SU薬中止やインスリン減量など対処法についてあらかじめ教えておく • 血糖自己測定（SMBG）や持続血糖モニター（CGM）を利用する
	• 服薬アドヒアランス低下 • インスリン注射のアドヒアランスの低下 • 認知機能低下	• 不必要な薬を中止する • 服薬回数を減らす • 服薬タイミングを統一する • 配合剤を利用する　• 服薬サポートを介護者などに依頼する • 2型糖尿病の場合，インスリンの離脱やインスリンの回数を減らすことを試みる • 訪問看護を利用し，インスリンの手技を確認する
⑥社会・経済状況	• 独居 • 家族・社会サポート低下 • 社会ネットワーク低下	• 介護保険の申請し，認定を受ける • デイサービスを利用する • ヘルパーを依頼する　• 訪問看護を利用する
	• 経済的問題	• ケースワーカーに依頼する • 可能ならばコストの低い治療法を選択する

（出典：日本老年医学会，日本糖尿病学会 編・著『高齢者糖尿病診療ガイドライン2023』p27，南江堂，2023）

文献

1) 日本老年医学会, 日本糖尿病学会：高齢者糖尿病診療ガイドライン2023, 南江堂, 2023.

6 高血圧，心疾患

CQ Ⅱ-6

高齢者の高血圧，心疾患の治療方針を決定するにあたって，CGAを用いて評価することは有用か？

»ステートメント

高齢者の高血圧，心疾患の治療方針を決定するにあたって，CGAを用いて評価することを提案する.

エビデンスの強さ ▸ C　推奨度 ▸ 2（合意率：91.7％）

解説

高齢者の高血圧，心疾患の治療方針を決定するにあたってCGAを用いて評価することの有用性について，一次採択された254件の文献をスクリーニングし，そのうちの57件の文献について精査した結果，3件の文献が抽出された[1-3]．いずれも，生命予後の改善または脳心血管疾患イベントの発症抑制をアウトカムとしたコホート研究であった．さらにいずれの研究も，CGAを実施した群と実施しなかった群でのアウトカムの比較ではなく，CGA評価の結果とアウトカムの関連を検討したものであった．報告が少なく，対象の背景が多様であり，交絡因子の調整が十分ではないことから，エビデンスの確実性は低い．しかし，いずれの研究でもCGA評価の有用性を示しており，高血圧，心疾患の治療方針を決定するためのCGAは，弱い推奨と考えられ，行うことを提案するとした．

欧州11ヵ国の地域在住高齢者を対象とした研究では，CGAによりフレイル，プレフレイルと評価された対象において，総死亡，脳心血管疾患による死亡のいずれも有意なリスクとなっており，CGAはリスク評価として有用であることが示されている[1]．また，待機的に冠動脈バイパスや弁置換術を行った高齢者を対象とした研究では，術前に行ったCGAによってフレイルの有無を評価したところ，その結果は術後の短期的，中期的な生命予後と関連していることが報告されている[2]．さらに，経カテーテル的大動脈弁置換術（transcatheter aortic valve implantation：TAVI）術前のCGAにより移動能力低下の有無を評価した結果は，術後の生命予後と関連したことも報告されている[3]．

以上より，本CQに対するエビデンスは不足しており，介入研究の報告はないが，アウトカム改善に対する方向性は一致しており，本CQに対してCGAを用いて評価することを提案する．今後，本CQを明らかにするためには，日本人高齢者を含めたより精度や質の高い研究が求められる.

文献

1) Grabovac I, et al：Frailty status predicts all-cause and cause-specific mortality in community dwelling older adults. J Am Med Dir Assoc, 20：1230-1235, 2019.
2) Marshall L, et al：Frailty assessment to predict short term outcomes after cardiac surgery. Asian Cardiovasc Thorac Ann, 24：546-554, 2016.
3) van der Wulp K, et al：Geriatric assessment in the prediction of delirium and long-term survival after transcatheter aortic valve implantation. J Thorac Cardiovasc Surg, 161：2095-2102, 2021.

作成グループにおける，推奨に関連する価値観や好み

本CQに対する推奨の作成にあたっては，生命予後の改善，脳心血管疾患の発症の抑制，認知症発症抑制，要介護状態への移行抑制を重要視した.

推奨の強さに影響する要因

①アウトカム全般に関する全体的なエビデンスが強い	
2：いいえ	報告されたエビデンスは観察研究のみであり，アウトカムも生命予後，脳心血管疾患に限られている.
②益と害とのバランスが確実(コストは含めない)	
1：はい	生命予後，脳心血管疾患の発症について，エビデンスは弱いがCGA施行群で好ましい結果が示されている．CGA実施に伴う患者負担は大きくはないと予想されるため，益と害のバランスは確実性が高いとした.
③患者の価値観や好み，負担の確実さ	
1：はい	生命予後や脳心血管疾患の発症は大きなリスクであるため，それらを予防するためにCGAを行うことについて，価値観や好みのばらつきは大きくはないと考えられる.
④正味の利益がコストや資源に十分見合ったものかどうか	
2：いいえ	コストに関する報告がなく，判断する根拠に乏しい.

推奨度

2(弱い)：「行うこと」を提案する.

領域別指針等でのCGAに関する記載の紹介

高齢化に伴い，循環器疾患，特に弁膜症と心不全の有病率が増加しており，この領域でも高齢者に対する診療指針の整備が進められている．2021年に発行された『2021年JCS/JHFSガイドライン フォーカスアップデート版 急性・慢性心不全診療』[1]では，大動脈弁狭窄症に対する指針として，高齢者への治療適応についての記述がなされている．具体的には「第6章　手術療法」で，経カテーテル大動脈弁留置術（TAVI）の適応について，特に高齢者に対してはFrailtyやADL，認知機能を加味して考慮すると記載されている．一般的に心臓手術のリスク評価には，米国胸部外科学会（Society of Thoracic Surgeons：STS）のスコアが用いられることが多い．STSスコアは，病変や手術手技，心血管疾患そのものの状態を考慮して判定される[2]．しかし本ガイドラインの中では，「スコアに含まれない臓器合併症（中略），Frailty（脆弱性）などを考慮し，総合的に判断することが必要である」と記載されており，CGAという言葉は用いていないが，CGAと共通の考え方を示している．

文献

1) 日本循環器学会・日本心不全学会：2021年JCS/JHFSガイドライン フォーカスアップデート版 急性・慢性心不全診療，2021.
2) Society of Thoracic Surgeons：STS ACSD operative risk calculator. Webpage URL：〈https://www.sts.org/resources/acsd-operative-risk-calculator〉

7 （誤嚥性）肺炎

FRQ Ⅱ-7

CGAに基づく多職種連携のチームアプローチは，高齢者肺炎の改善に有用か？

»ステートメント

高齢肺炎患者に対するCGAを基にした多職種連携のチームアプローチの有用性について，直接的な効果を示すエビデンスはなかったが，高齢肺炎患者のCGAによる高齢者特有の特性を理解した多職種によるチームアプローチは重要であり，今後の研究に期待する．

解説

肺炎はわが国における死因の第3位であり，肺炎による死亡の95％は65歳以上の高齢者で認められる[1]．

高齢肺炎患者に対するCGAを基にした多職種連携のチームアプローチの有用性を検証するため，Cochrane Library，MEDLINE，医学中央雑誌で文献検索を行ったが，CGAに基づく多職種連携のチームアプローチについてランダム化比較試験（RCT）を行い，高齢者肺炎の改善を検討した報告はなかった．

ShamotoらによるCGAに相当する総合的機能評価に摂食・嚥下評価ツール併用群を非併用群と比較したRCTでは，摂食・嚥下評価ツールは死亡率，入院/再入院率および抗菌薬投与期間を低下させなかったと報告している[2]．このことは，高齢者肺炎特有の特性を理解した医師，看護師，理学療法士，作業療法士，言語聴覚士らによるチームでのアプローチは重要であることを示唆しているものと思われる．しかし，高齢肺炎患者に対するCGAによる多職種連携のチームアプローチそのものが，高齢者肺炎の改善に有用かを検証するための研究が望まれる．

文献

1）厚生労働省：令和4年（2022）人口動態統計月報年計（概数）の概況, 2023. Webpage URL：〈https://www.mhlw.go.jp/toukei/saikin/hw/jinkou/geppo/nengai22/index.html〉

2）Shamoto H, et al：The effects of promoting oral intake using the Kuchi-kara Taberu index, a comprehensive feeding assistant tool, in older pneumonia patients：a cluster randomized controlled trial. BMC Geriatr, 20：36, 2020.

8 骨折

CQ Ⅱ-8

CGAによるスクリーニングは高齢者の骨折の管理に有用か？

»ステートメント

高齢者の骨折後の管理にCGAを行うことを推奨する．

エビデンスの強さ ▶ B　推奨度 ▶ 1 （合意率：90％）

解説

システマティックレビューで採用された文献は3件（メタ解析：1件，コホート研究：2件）であった．CGAは高齢者の医療と生活機能を多面的に評価するものであり，それにより骨折・転倒リスクをはじめとする生活上の問題や高齢者医療・ケアの必要性などを抽出する．CGAの方法，手順としては，基本チェックリスト，CGA7，DASC-21などによるスクリーニングを行うことが推奨されている．

今回のシステマティックレビューでは，入院，外来，在宅を問わず医療的介入を受けている者がCGAによるスクリーニングを受けた際の，「観察期間中の死亡率低下」「再入院率低下」「骨折率低下（再骨折含む）」「コストの増加」の各項目を重要視して調べた．CGA実施の有無をランダムに割り付け，前述のアウトカムを評価した研究報告はなかった．

一方，コクラン共同計画におけるシステマティックレビューでは，種々の外科的治療のために入院した高齢者の術後のアウトカムについて，標準治療と比較したCGA介入の有効性を評価した報告がある[1)]．同報告では，CGAを受けた高齢者は死亡リスクが低く，退院後は入院前に住んでいた同じ場所に戻る可能性が高い結果となった．また，CGA介入群では，CGA非介入群と比較して医療コストの低下が認められた．さらに後ろ向きコホート研究として，大腿骨近位部骨折患者に対するCGA介入と死亡率を含めた効果との関連性について報告がある[2)]．同報告では，大腿骨近位部骨折にて入院した患者に対して，1ヵ月後の死亡率が年齢，性別調整後でハザード比0.63［95％CI：0.45 to 0.87］と，CGA実施群においてCGA非実施群よりも低いことが報告された．このほか，70歳以上の大腿骨近位部骨折患者に対して入院後にCGA実施群と通常の入院管理群に割り付け，骨折手術4ヵ月後の運動能力をshort physical performance battery（SPPB）で測定した結果，前者では後者と比較して手術4ヵ月後の運動機能が改善し，入院後のCGAが骨折管理に有用である可能性が示唆された[3)]．

CGAによるスクリーニングは，骨折・転倒リスクをはじめとする生活上の問題や高齢者医療・ケアの必要性などの把握に重要であるが，同スクリーニングと骨折率・再骨折率低下など，骨折管理上の有用性を検証している研究は依然として少ない．一方，大腿骨近位部骨折の手術を要する患者の管理においてはCGAを行うことが推奨され，骨折後のアプローチに関しても，Fracture Liaison Service（FLS）やOrthogeriatricsの有用性が示されており，今後，日本人高齢者を含めたより精度や質の高い研究が求められる．

文献

1) Eamer G, et al：Comprehensive geriatric assessment for older people admitted to a surgical service. Cochrane Database Syst Rev, CD012485, 2018.
2) Pajulammi HM, et al：The effect of an in-hospital comprehensive geriatric assessment on short-term mortality during orthogeriatric hip fracture program-which patients benefit the most? Geriatr Orthop Surg Rehabil, 8：183-191, 2017.
3) Prestmo A, et al：Comprehensive geriatric care for patients with hip fractures：a prospective, randomised, controlled trial. Lancet, 385：1623-1633, 2015.

作成グループにおける，推奨に関連する価値観や好み

本CQに対する推奨の作成にあたっては，入院，外来，在宅を問わず医療的介入を受けている者がCGAによるスクリーニングを受けた際の，観察期間中の死亡率低下，再入院率低下，骨折率低下（再骨折含む），コストの増加を重要視した．

推奨の強さに影響する要因

①アウトカム全般に関する全体的なエビデンスが強い	
1：はい	死亡率や骨折管理上の改善について，CGAが有用である可能性が示された．
②益と害とのバランスが確実（コストは含めない）	
1：はい	死亡率，骨折後の運動機能に関してはCGA実施群でおおむね有意に改善，あるいは対照群と変わらない結果が示されており，エビデンスは弱いが望ましい効果はみられる．CGAに伴う患者負担は小さいと考えられることから，益と害のバランスは確実度が高いとした．
③患者の価値観や好み，負担の確実さ	
1：はい	本CQに対する患者（家族）の価値観や好みにばらつきは大きくないと考えられる．
④正味の利益がコストや資源に十分見合ったものかどうか	
2：いいえ	判断するためのエビデンスが不十分である．

推奨度

1（強い）：「行うこと」を推奨する．

9 外科手術（周術期）

CQ Ⅱ-9

高齢者の消化器がん，大動脈疾患，心疾患に対する外科手術にあたって，術前にCGAを用いて評価することは有用か？

»ステートメント

高齢者の消化器がん，大動脈疾患，心疾患に対する外科手術にあたって，術前にCGAを用いて評価することを推奨する．

エビデンスの強さ ▶ B　推奨度 ▶ 1（合意率：88.9％）

解説

高齢者の消化器がん，大動脈疾患，心疾患に対する外科手術術前のCGA評価の意義に関して，システマティックレビューを行った．一次採択された201件の文献をスクリーニングし，そのうちの94件の文献を精査した結果，11件の文献が抽出された．これらは，生命予後の改善をアウトカムとした観察研究と介入研究，術後せん妄の発症率低下をアウトカムとした観察研究と介入研究，術後合併症の発症抑制をアウトカムとした観察研究と介入研究であった．しかし，介入研究は各アウトカムに対して1件ずつのみであり，また対象の背景が多様で，交絡因子の調整が十分ではないことから，エビデンスの確実性は低い．一方，いずれの研究でも消化器がん，大動脈疾患，心疾患に対する外科手術の術前にCGA評価を行うことの有用性が示されている．

生命予後改善をアウトカムとした研究では，3件のコホート研究[1-3]と1件の介入研究[4]が抽出された．コホート研究ではいずれも術前にCGAを実施してリスク評価を行っているが，CGAにより高リスクと判定された対象者では，術後の生命予後が不良であった．また介入研究として，待機的消化器がん手術を受ける70歳以上の高齢者に対して，術前のCGAに基づいて多面的介入を行ったところ，通常群と比較して術後の生命予後の改善を認めたことが報告されている．

術後せん妄の発症率低下をアウトカムとした研究では，4件のコホート研究[5-8]と1件の介入研究[9]が抽出された．コホート研究ではいずれも規模は大きくはないものの，術前のCGAによりADLや認知機能の低下が示唆されたケースでは，せん妄の発症リスクが上昇していることが報告されている．介入研究では，大動脈疾患治療術前の高齢者に対して，CGAに基づいた多面的介入を実施したところ，せん妄の発症率が低下していた．

術後合併症の発症抑制をアウトカムとした研究では，5件のコホート研究[2,5,8,10,11]と1件の介入研究[4]が抽出された．コホート研究の規模と対象はさまざまであるが，いずれの研究でも術前に行ったCGA評価の結果が術後合併症リスクと関連している．介入研究は，生命予後改善をアウトカムとした介入研究で取り上げたものと同じ文献である．待機的消化器がん手術を受ける70歳以上の高齢者に対して，術前のCGAに基づいた多面的介入は，術後合併症の発症も抑制されていた．

以上より，エビデンスは強くはないものの，アウトカム改善の方向性は一致しており，CGAを用いた評価はリスクの層別化に有用と言える．今回採択された論文では，CGAを用いてリスク評価を行うことのみならず，CGA結果に基づいた多職種・多面的介入の効果を検証したものも多かった．しかし，本CQでは，「CGAを用いて評価すること」そのものの意義に焦点をあてて検討した．今後，CGA結果に基づいた多面的介入の意義についても，新たなQ，CQとなる可能性がある．

文献

1) Sánchez-Garcia L, et al：Preoperative geriatric assessment, a promising tool to improve outcomes in aortic pathology interventions. Int Angiol, 40：283-288, 2021.
2) Souwer ETD, et al：Risk stratification for surgical outcomes in older colorectal cancer patients using ISAR-HP and G8 screening tools. J Geriatr Oncol, 9：110-114, 2018.
3) van der Wulp K, et al：Geriatric assessment in the prediction of delirium and long-term survival after transcatheter aortic valve implantation. J Thorac Cardiovasc Surg, 161：2095-2102, 2021.
4) Giannotti C, et al：Effect of geriatric comanagement in older patients undergoing surgery for gastrointestinal cancer：a retrospective, before-and-after study. J Am Med Dir Assoc, 23：1868.e9-16, 2022.
5) Tarazona-Santabalbina FJ, et al：A daily multidisciplinary assessment of older adults undergoing elective colorectal cancer surgery is associated with reduced delirium and geriatric syndromes. J Geriatr Oncol, 10：298-303, 2019.
6) Arita A, et al：Grip strength as a predictor of postoperative delirium in patients with colorectal cancers. Ann Gastroenterol Surg, 6：265-272, 2021.
7) Ochiai Y, et al：Psychological risk factor of postoperative delirium in patients with gastrointestinal cancer. Jikeikai Med J, 63：37-43, 2016.
8) 甲田貴丸ほか：高齢者脆弱性調査による大腸癌患者の術前評価. 日本高齢消化器病学会誌, 20：51-56.
9) Thillainadesan J, et al：Geriatric comanagement of older vascular surgery inpatients reduces hospital-acquired geriatric syndromes. J Am Med Dir Assoc, 23：589-595, 2022.
10) Kristjansson SR, et al：Comprehensive geriatric assessment can predict complications in elderly patients after elective surgery for colorectal cancer：a prospective observational cohort study. Crit Rev Oncol Hematol, 76：208-217, 2010.
11) Kameyama H, et al：Efficacy of preoperative frailty assessment in patients with gastrointestinal disease. Geriatr Gerontol Int, 21：327-330, 2021.

作成グループにおける，推奨に関連する価値観や好み

本CQに対する推奨の作成にあたっては，生命予後の改善，術後せん妄の発症率低下，術後合併症の発症抑制を重要視した．

推奨の強さに影響する要因

①アウトカム全般に関する全体的なエビデンスが強い	
1：はい	生命予後の改善，術後せん妄の発症率低下，術後合併症の発症抑制のアウトカムに対して観察研究と介入研究が報告されており，いずれの研究でもCGA評価の有用性が示されている．
②益と害とのバランスが確実（コストは含めない）	
1：はい	消化器がん，大動脈疾患，心疾患に対する外科手術について，術前にCGAを行うことの有用性が複数の研究で示されている．CGA実施に伴う患者負担は大きくはないと予想されるため，益と害のバランスは確実性が高いとした．
③患者の価値観や好み，負担の確実さ	
1：はい	消化器がん，大動脈疾患，心疾患に対する外科手術は侵襲が大きい．術後のせん妄や合併症の発症を抑制し，生命予後の改善を目指すためにCGAを行うことについて，価値観や好みのばらつきは大きくはないと考えられる．
④正味の利益がコストや資源に十分見合ったものかどうか	
2：いいえ	コストに関する報告がなく，判断する根拠に乏しい．

推奨度

1（強い）：「行うこと」を推奨する．

領域別指針等でのCGAに関する記載の紹介

外科領域，とりわけ消化器外科領域では，外科手術を受ける高齢者が増加している現状を踏まえ，術前評価として従来の心肺機能評価のみならず，高齢者に特有のMultimorbidityやポリファーマシー，認知機能低下，フレイルやサルコペニアといった状態に焦点をあてた評価が求められている．

2022年12月，厚生労働科学研究費補助金事業「高齢者がん診療ガイドライン策定とその普及のための研究」研究班の成果物として，『高齢者がん診療ガイドライン2022年版』[1]が発行された．このガイドラインには，CGAの具体的な方法が掲載されている．またCQ1では，「高齢がん患者に対する治療(薬物療法)に際して，高齢者機能評価(GA/CGA)を行うことは推奨されるか？」と提示されており，それに対する推奨文が「高齢者機能評価(GA/CGA)を行うよう提案する(エビデンスの強さ：B)」と記述されている．

また，2023年2月，厚労科研補助金事業「高齢者消化器がん手術における診療指針策定と，指針普及・人材育成を目指した協働型意思決定支援システムおよび病院評価プログラムの開発」研究班の成果物として，『高齢者に対する消化器外科手術診療指針2023』[2]も発刊されている．この中では，術前評価のみならず，術後合併症，せん妄の予測と予防，アドバンス・ケア・プランニング(ACP)に至るまで，高齢者に対して消化器外科手術を行う際の具体的な指針が，エビデンスに基づいて示されている．その中では第2章，スタンダード2.3の「高齢者の脆弱性の評価」に術前評価としてのCGAの具体的な方法が述べられている．さらにスタンダード2.4「脆弱性リスク因子に対する周術期対策」では，CGAに基づいた介入の方法も記載されている．

文献

1) 厚生労働科学研究費補助金　がん対策推進総合研究事業「高齢者がん診療ガイドライン策定とその普及のための研究」研究班(研究代表者：佐伯俊昭)：高齢者がん診療ガイドライン2022年版, 2022.

2) 厚生労働科学研究費補助金　がん対策推進総合研究事業「高齢者消化器がん手術における診療指針策定と，指針普及・人材育成を目指した協働型意思決定支援システムおよび病院評価プログラムの開発」研究班(研究代表者：丸橋繁)：高齢者に対する消化器外科手術診療指針2023, へるす出版, 2023.

10 悪性腫瘍

CQ Ⅱ-10

高齢者の悪性腫瘍(薬物療法)の管理にCGAは有用か?

»ステートメント

薬物療法を予定する高齢悪性腫瘍患者の管理にCGAを実施することを推奨する.

エビデンスの強さ ▸ A　推奨度 ▸ 1　(合意率:100%)

解説

悪性腫瘍患者に対してCGAを実施することの有用性を検討したランダム化比較試験(RCT)は9件報告されている[1-9]. 研究の多くは70歳以上を対象とし, すべての研究で薬物療法開始前もしくは開始早期にCGAが実施されていた. 臨床腫瘍の領域では, 何らかのツールを用いて高齢者の評価は行っても介入を実施しない場合も多く見受けられることから, 評価のみで介入を行っていない研究も採用論文に含めた(なお本領域では, 国内外で"CGA"ではなく"GA"と称されることが多い).

▶ 生存効果

採用したRCTのうち, 生存効果を主要評価項目に設定した研究は1件のみであった. 初回薬物療法を予定されている70歳以上のⅣ期非小細胞肺がん患者494人を対象に, performance status (PS)および年齢で標準治療を決定する群とCGAの結果に応じて治療方針を決定する群を比較検討した第Ⅲ相試験(GFPC-GECP 08-02 study)では, 主要評価項目である治療継続生存期間(treatment failure free survival)は3.2ヵ月 *vs* 3.1ヵ月(ハザード比(HR):0.91[95%CI:0.76 to 1.1];$p = 0.32$), 副次評価項目である全生存期間は6.4ヵ月 *vs* 6.1ヵ月(HR:0.92[95%CI:0.79 to 1.1];$p = 0.87$)と延長効果は認めなかった[1]. 一方, 70歳以上の薬物療法を予定する根治不能な固形がん患者718人を対象に, 腫瘍内科医へCGAの結果と推奨される介入方法を提示する群とCGAを行わず推奨される介入方法も提示しない群を比較検討した第Ⅲ相クラスターRCT (GAP70+)では, 前者で初回から投与薬剤を減量する割合が多かった(49% *vs* 35%)にもかかわらず, 1年の時点での生存割合は同等であった(HR:1.05[95%CI:0.85 to 1.29;$p = 0.68$)と報告されている[2]. その他の生存効果を検討した研究でも, CGA実施群は未実施群と比較して生存期間の延長も短縮も認めなかった[3-7].

▶ 有害事象減少

手術以外の治療を行うがん患者に対し, CGAの実施は有害事象共通用語規準(Common

Terminology Criteria for Adverse Events：CTCAE）Grade 3以上の有害事象を減らすかに関してメタ解析を実施した報告がある[10]．研究には6件のRCT[1-4,7,9]が含まれ，計2,126人が登録された．メタ解析の結果，Grade 3以上の有害事象の発症率はCGA群と対照（標準治療）群を比較すると51.7% *vs* 64.7%と有意にCGA群で低かった（リスク比（RR）：0.81［95%CI：0.70 to 0.94］；$p = 0.005$）．

QOL向上

採用したRCTのうち5件[1,3,5,6,8]がQOLを評価項目に設定していたが，主要評価項目に設定した第Ⅲ相試験は1件のみ（INTEGERATE試験）[6]であった．薬物療法を予定されている70歳以上の固形がんと大細胞型B細胞リンパ腫の患者154人を対象に，CGA群と通常治療群における24週間の健康関連QOLの変化が検討された．主要評価項目である健康関連QOLのスコアは通常治療群と比較してCGA群で24週間にわたって有意に良好であった（$p = 0.039$）．

患者の負担増加

患者の負担増加に関して検討した報告はなかった．

入院の減少

薬物療法および化学放射線療法を行うがん患者に対し，CGAの実施は入院を減少させるかに関してメタ解析を実施した報告がある[10]．研究には4件のRCT[3,4,7,9]が含まれ，計1,408人が登録された．メタ解析の結果，CGA群と対照（標準治療）群では入院回数に有意な差は認めなかった（RR：0.86［95%CI：0.6 to 1.22］；$p = 0.39$）．

以上より，薬物療法を予定する悪性腫瘍患者の管理にCGAを実施することを推奨する．エビデンスの強さは"A"，総合評価では行うよう推奨（推奨度：1）できると判断した．

文 献

1) Corre R, et al：Use of a comprehensive geriatric assessment for the management of elderly patients with advanced non-small-cell lung cancer：the phase III randomized ESOGIA-GFPC-GECP 08-02 study. J Clin Oncol, 34：1476-1483, 2016.

2) Mohile SG, et al：Evaluation of geriatric assessment and management on the toxic effects of cancer treatment（GAP70＋）：a cluster-randomised study. Lancet, 398：1894-1904, 2021.

3) Lund CM, et al：The effect of geriatric intervention in frail older patients receiving chemotherapy for colorectal cancer：a randomised trial（GERICO）. Br J Cancer, 124：1949-1958, 2021.

4) Li D, et al：Geriatric assessment-driven intervention（GAIN）on chemotherapy-related toxic effects in older adults with cancer：a randomized clinical trial. JAMA Oncol, 7：e214158, 2021.

5) Puts MTE, et al：A randomized phase II trial of geriatric assessment and management for older cancer patients. Support Care Cancer, 26：109-117, 2018.

6) Soo WK, et al：Integrated geriatric assessment and treatment effectiveness（INTEGERATE）in older people with cancer starting systemic anticancer treatment in Australia：a multicentre, open-label, randomised controlled trial. Lancet Healthy Longev, 3：e617-e627, 2022.

7) Nadaraja S, et al：The impact of comprehensive geriatric assessment for optimal treatment of older patients with cancer：a randomized parallel-group clinical trial. J Geriatr Oncol, 11：488-495, 2020.

8) Mohile SG, et al：Communication with older patients with cancer using geriatric assessment：a cluster-randomized clinical trial from the National Cancer Institute Community Oncology Research Program. JAMA Oncol, 6：196-204, 2020.

9) Magnuson A, et al：Geriatric assessment with management intervention in older adults with cancer：a randomized pilot study. Support Care Cancer, 26：605-613, 2018.

10) Chuang MH, et al：Impact of comprehensive geriatric assessment on the risk of adverse events in the older patients receiving anti-cancer therapy：a systematic review and meta-analysis. Age Ageing, 51：afac145, 2022.

作成グループにおける，推奨に関連する価値観や好み

本CQに対する推奨の作成にあたっては，生存効果，有害事象減少，QOL向上，患者の負担増加，入院の減少の5つのアウトカムを検討した．そのうち，有害事象においてメタ解析で有意な減少を認めたことから，アウトカム項目の中でも「有害事象の減少」を重要視した．

推奨の強さに影響する要因

①アウトカム全般に関する全体的なエビデンスが強い	
1：はい	生存期間に関しては，システマティックレビュー（SR）に採用したRCTは7件あり，生存期間を短縮する報告はなかった．生存期間の評価方法が論文によって差があり，メタ解析が実施できなかったことからエビデンスの強さは「中」とした． 有害事象に関しては，SRに採用したRCT 6件から十分な症例数が得られ，メタ解析の結果，有意に有害事象が減少したことから，エビデンスの強さは「強」とした． 入院の減少に関しては，SRに採用したRCT 4件から十分な症例数が得られ，メタ解析の結果，有意ではないものの入院を減少させる結果が得られたことからエビデンスの強さは「中」とした． QOL向上に関しては，SRに採用したRCTは5件あったが，使用された評価表が統一されておらず，エビデンスレベルは「弱」とした． 患者の負担増加に関してのデータはなかった．
②益と害とのバランスが確実（コストは含めない）	
1：はい	害のアウトカム項目である患者の負担増加に関しては，SRが実施可能な論文はなかったが，有害事象の減少が報告されており，益の割合が大きいと考えた．
③患者の価値観や好み，負担の確実さ	
1：はい	患者の負担増加に関しては，SRが実施可能な論文はなく評価不能であるが，一般的に多くの患者は治療開始前にCGAを実施することを望むと考えた．
④正味の利益がコストや資源に十分見合ったものかどうか	
2：いいえ	コストに関する報告はなく，不明確である．

推奨度

1（強い）：「行うこと」を推奨する．

領域別指針等でのCGAに関する記載の紹介

がん患者の高齢化と，免疫チェックポイント阻害薬や分子標的治療薬などの有効性の高い薬剤が登場したことによる治療継続期間の長期化により，がん治療の領域ではいかに高齢がん患者に有効で安全な個別化治療を提供するかが喫緊の課題となっている．がん患者を対象とした機能評価の有用性に関するエビデンスもそろい，各種ガイドライン[1)]でも薬物療法実施に際して高齢者機能評価が推奨されていることから，治療方針決定や有害事象の予測に高齢者機能評価を利用する取り組みが国内で広がりつつある．

包括的高齢者機能評価(CGA)は，何らかの評価ツールを用いて患者を評価した後に，その結果に対応したケアプランを作成するプロセスを一般的に意味する[2)]が，臨床腫瘍学領域では主に診断と並行して行うアセスメントツールとして利用され，老年医学的介入に関しては研究がいまだ十分ではないことから，CGAではなくgeriatric assessment (GA)という言葉が広く用いられている[3)]．また，介入しても再び健康な状態に戻ることが困難でbest supportive care (BSC)の対象になるような状況を「frail」と表現し，老年医学で用いられる「フレイル」とは異なることにも注意が必要である．

日常診療や臨床試験の登録に際して，高齢がん患者の評価には主にECOG performance status (PS)が用いられてきた．しかし，近年ではPSのみでは見逃される問題点を拾い上げ，治療方針決定や有害事象の予測につなげるべく，諸臓器機能も高く社会的な問題もない，標準治療が適応となる集団を「fit」，予備能力が低いか社会的に積極的な治療が難しい，標準治療が適応とならない集団を「frail」，これら2つに該当しない集団を「vulnerable」と分類する考え方(図1)[4)]が提唱されており，実際に『大腸癌治療ガイドライン』にも採用されている(図2)[5)]．

Fit/vulnerable/frailを分類するために，どの指標(ツール)を用いるのか，カットオフをどう設定するか，については明確なエビデンスが示された尺度は存在せず，今後の研究が期待される分野である．現時点で，臨床腫瘍学領域で最も広く用いられているスクリーニングツールにGeriatric 8 (G8)

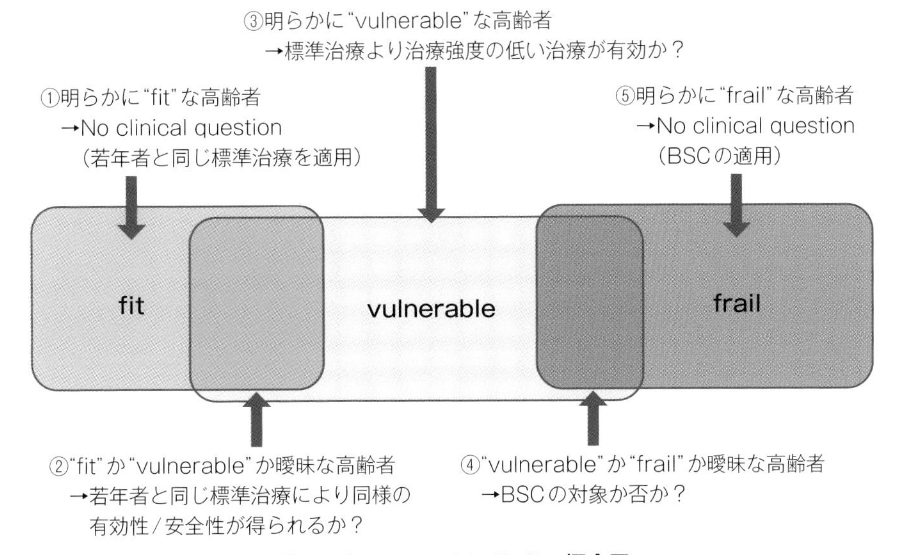

図1　fit/vulnerable/frailの概念図

(出典：JCOG高齢者研究委員会『JCOG高齢者研究ポリシー』p4，2016)

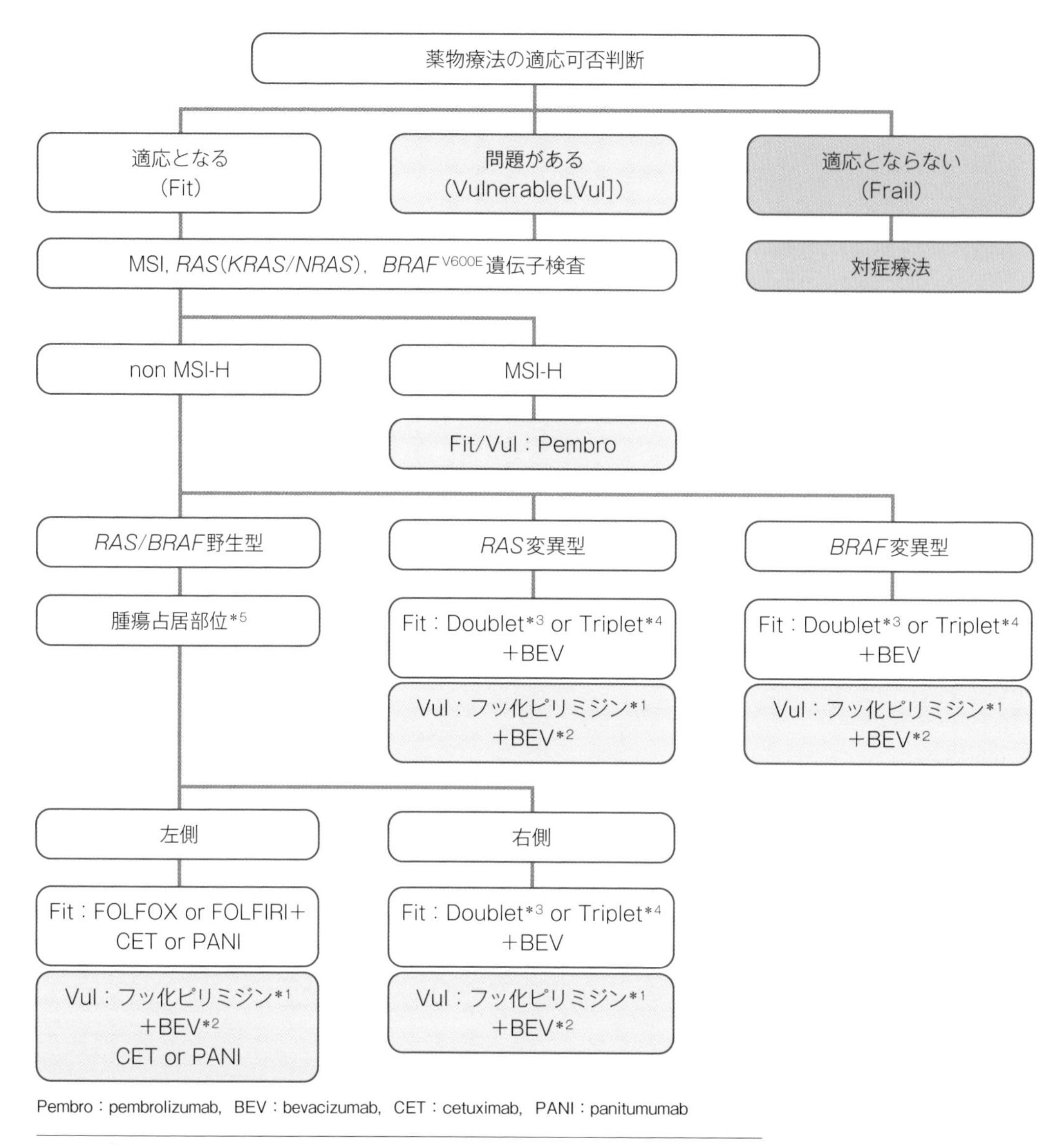

*1：フッ化ピリミジン：5-FU+*l*-LV, UFT+LV, S-1, Cape
*2：BEVの併用が推奨されるが，適応とならない場合はフッ化ピリミジン単独療法を行う．
*3：Doublet：FOLFOX, CAPOX, SOX, FOLFIRI, S-1+IRI
*4：Triplet：FOLFOXIRI
*5：腫瘍占居部位の左側とは下行結腸，S状結腸，直腸，右側とは盲腸，上行結腸，横行結腸を指す．

図2　一次治療の方針を決定する際のプロセス

（出典：大腸癌研究会『大腸癌治療ガイドライン 医師用2022年版』）

がある[6]．G8は栄養状態を評価するMini Nutritional Assessment（MNA®）を基に作成された簡便なツールであり，食事量の変化，体重の変化，自立歩行の可否，認知機能低下/抑うつ症状の有無，BMI，併用薬数，健康状態の自己評価，年齢の８つの質問項目からなる．患者に配布し，回収する方法で測定されるため，簡便であり汎用性が高く，国際的に広く用いられている．栄養状態の評価だけでなく，予後や有害事象の予測にも有用であることが報告[7]されている．スクリーニングツールとしては，カットオフを14点（17点満点）として，GAで１つ以上の項目で脆弱性のある患者をピックアップする感度は76.6%と報告[8]されている．一方で，患者もしくは家族が記入するため，主観的判断に頼らざるを得ないこと，BMI基準が日本人高齢者に適応しないこと，ポリファーマシーの定義が異なる（日本では6種類以上）ことなどの問題点が挙げられている．

文献

1) Dale W, et al：Practical assessment and management of vulnerabilities in older patients receiving systemic cancer therapy：ASCO guideline update. J Clin Oncol, 26：4293-4312, 2023.
2) Parker SG, et al：What is Comprehensive Geriatric Assessment（CGA）? An umbrella review. Age Aging, 47：149-155, 2018.
3) Wilders H, et al：International Society of Geriatric Oncology consensus on geriatric assessment in older patients with cancer. J Clin Oncol, 32：2595-2630, 2014.
4) JCOG高齢者研究委員会：JCOG高齢者研究ポリシー. Available at：<https://jcog.jp/org/committee/gsc/>
5) 大腸癌研究会：大腸癌治療ガイドライン 医師用2022年版. Website URL：<https://www.jsccr.jp/guideline/2022/index_guide.html>
6) Bellera CA, et al：Screening older cancer patients：first evaluation of the G-8 geriatric screening tool. Ann Oncol, 23：2166-2172, 2012.
7) Kenis C, et al：Performance of two geriatric screening tools in older patients with cancer. J Clin Oncol, 32：19-26, 2014.
8) Soubeyran P, et al：Screening for vulnerability in older cancer patients：the ONCODAGE Prospective Multicenter Cohort Study. PLoS One, 9：e115060, 2014.

各論

Ⅲ

医療介護現場，関係職種によるCGAの利用

1 看護(看護師)

CQ Ⅲ-1

高齢者の看護(看護部)においてCGAは有用か?

»ステートメント

高齢者の看護(看護部)においてCGAを実施することを推奨する.

エビデンスの強さ ▸ A 推奨度 ▸ 1 (合意率:100%)

解説

アウトカムを死亡率, ADL, QOL, 入院/入所率, 医療費の5項目に設定し, 系統的文献検索を行った結果, 20件の論文が抽出され, このうち質の高い研究は14件(11件のランダム化比較試験(RCT))であった.

死亡率に関して, 質の高い5件のRCTがあった. スペインにおいて, 看護師が620人の高齢外来患者に対し, CGAと多職種ケアを行ったが, 通常ケア群に比し, 18ヵ月後の死亡と入院/入所率の複合アウトカムの発生は減少したものの, 有意差を認めなかった. しかし, フレイルリスクの高い高齢者を対象としたサブ解析では, 介入群で有意に発生割合が低かった(介入群:16.3% *vs* 対照群:28.4%;$p = 0.028$)[1]. スイスにおいて, 看護師が2,284人の地域在住高齢者に対し, CGAと多職種ケアを2年間行ったところ, 通常ケア群に比し, 8年後の死亡率が減少した[2]. スウェーデンにおいて, 看護師を含む多職種チームが, 382人の高齢外来患者に対し, CGAと多職種ケアを行ったところ, 通常ケア群に比し, 2年後の死亡率は減少したものの有意差を認めなかったが, 3年後には有意に死亡率が減少した[3]. これらの報告を含む, 4件のRCT[1, 4-6]のメタ解析の結果は, CGAを行った群で有意に死亡率の減少を認め(リスク比:0.78 [95%CI:0.64 to 0.94];図1), 残りの1件のRCTもCGAを行った群で有意に死亡率が減少していた.

ADLに関して, 質の高い2件のRCTがあった. スウェーデンにおいて, 看護師が大学病院の整形外科病棟に入院した64人の高齢大腿骨頸部骨折患者に対し, CGAと多職種ケアを行ったところ, 通常ケア群に比し, 術後12ヵ月後のADLが維持されていたほか, 入院中の転倒, 術後せん妄, 低栄養も有意に減少した[7]. また, 同じくスウェーデンにおいて, 老年科医, 看護師, 理学療法士, 作業療法士からなる多職種チームが, 救急受診後の退院患者161人の高齢者に対し, CGAと多職種ケアを行ったところ, 通常ケア群に比し, 1年後のADLが維持されていた[8]. 2件のRCT[8, 9]のメタ解析の結果は, CGAを行った群で有意

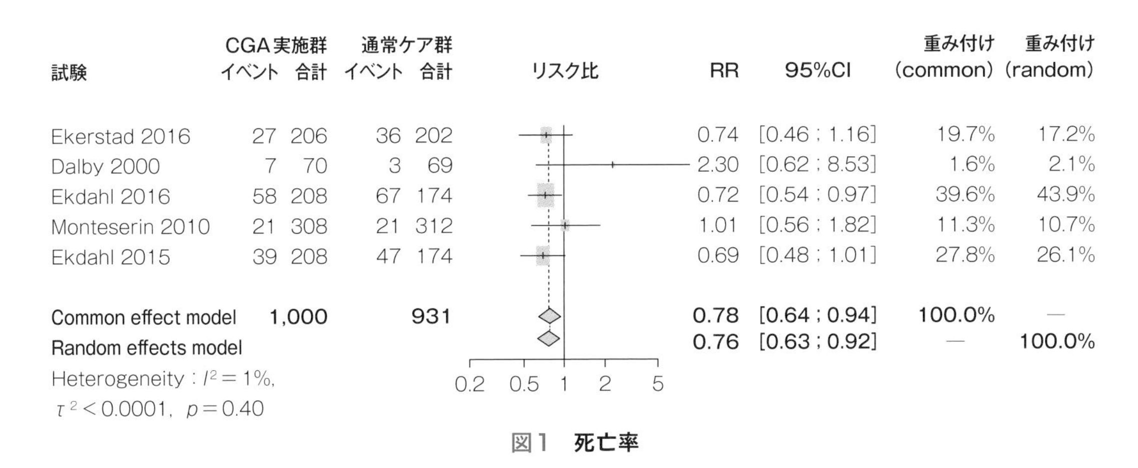

図1 死亡率

試験	CGA実施群 イベント	CGA実施群 合計	通常ケア群 イベント	通常ケア群 合計	OR	95%CI	重み付け (common)	重み付け (random)
Wilhelmson 2022	12	78	4	77	3.32	[1.02 ; 10.79]	24.9%	24.9%
Eklund 2013	39	85	18	76	2.73	[1.38 ; 5.39]	75.1%	75.1%
Common effect model		**163**		**153**	**2.88**	**[1.60 ; 5.18]**	**100.0%**	—
Random effects model					**2.87**	**[1.59 ; 5.17]**	—	**100.0%**

Heterogeneity : $I^2 = 0\%$,
$\tau^2 < 0$, $p = 0.78$

オッズ比 0.1 0.5 1 2 10

図2 ADL

にADLが維持されており(オッズ比：2.88 [95%CI：1.60 to 5.18]；図2)，残りの1件のRCT[7]もCGAを行った群で有意にADLが改善していた．

QOLに関して，質の高い2件のRCTがあった．カナダにおいて，看護師，老年科医，理学療法士，作業療法士，言語聴覚士，管理栄養士からなる多職種チームが，182人の地域在住フレイル高齢者に対し，CGAと多職種ケアを行ったところ，通常ケア群に比し，3，6，12ヵ月後のGoal Attainment Scaling (GAS)が向上した[10]．オーストラリアにおいて，医師と看護師からなる多職種チームが，介護施設に入所中の116人の高齢者に対し，CGAと多職種ケアを行ったところ，通常ケア群に比し，6ヵ月後の入居者のケアに対する満足度が向上した[11]．

入院/入所率に関して，質の高い2件のRCTがあった．オーストラリアにおいて，医師と看護師からなる多職種チームが，介護施設に入所中の116人の高齢者に対し，CGAと多職種ケアを行ったが，6ヵ月以内の入院率は通常ケア群と変わらなかった．ただし，介入群で6ヵ月以内の外来受診は有意に減少した[11]．スウェーデンにおいて，医師，看護師，ケースマネジャー，理学療法士，作業療法士，管理栄養士からなる多職種チームが，382人の高齢外来患者に対し，CGAと多職種ケアを行ったが，通常ケア群と2年後の入所率に差を認めなかった[6]．

医療費に関して，質の高い3件のRCTがあった．オーストラリアにおいて，老年科医，リハビリテーション医，栄養士，看護師からなる多職種チームが，241人の地域在住フレイル高齢者(CHS基準)に対し，CGAと多職種ケアを行ったところ，介入群では，通常ケア群に比し，1年後の費用対効果が高かった．特に高度のフレイル高齢者に対して効果が大きかった[12]．スウェーデンにおいて，医師，看護師，ケースマネジャー，理学療法士，作業療法士，管理栄養士からなる多職種チームが，382人の外来通院中の高齢者に対し，CGAと多職種ケアを行ったところ，通常ケア群に比し，2年後，および3年後に大幅なコストの増加を伴うことなく，生存期間が延長し入院率が減少した[3,6]．またこの研究では，質調整生存年(quality-adjusted life years：QALY)が0.54増加し，増分費用効果比(incremental cost-effectiveness ratio：ICER)は46,000ユーロであった[13]．スウェーデンにおいては妥当な費用との結論付けがなされているが，わが国における費用対効果は不明である．

以上，質の高い14件の報告，11件のRCTからは，高齢者の看護(看護部)においてCGAを行うことは，死亡率，ADL，QOL，医療費に対しては有用であり，入院/入所率に対してはエビデンスが不足しているという結果であった．アウトカムは異なるが，よりフレイルな高齢者でCGAの有用性が高まるという報告が2件みられた．また，長期のフォローアップ期間を設定した研究において有用性が示されやすく，CGAの有用性は，フレイル高齢者の長期予後に反映されやすい可能性がある．バイアスが懸念される残り7件については，アウトカムが悪化したという報告が1件あり，変わらない，改善したというものが同程度であった．

結論として，高齢者の看護においてCGAは有用であり，高齢者の看護(看護部)においてCGAを実施することを推奨する．また，益と害のバランス評価について，CGAの害を報告した研究はなく，CGAによる患者の負担や機能障害などの可能性は低いと考えられた．一方，CGAを行うことによる医療者の負担が患者に与える影響なども含めて，質的に懸念される害について論じられている報告はなく，益と害のバランス評価を行うためのエビデンスは不足していた．

文献

1) Monteserin R, et al：Effectiveness of a geriatric intervention in primary care：a randomized clinical trial. Fam Pract, 27：239-245, 2010.

2) Stuck AE, et al：Effect of health risk assessment and counselling on health behaviour and survival in older people：a pragmatic randomised trial. PLoS Med, 12：e1001889, 2015.

3) Ekdahl AW, et al：Long-term evaluation of the Ambulatory Geriatric Assessment：a Frailty Intervention Trial (AGe-FIT)：clinical outcomes and total costs after 36 months. J Am Med Dir Assoc, 17：263-268, 2016.

4) Dalby DM, et al：Effect of preventive home visits by a nurse on the outcomes of frail elderly people in the community：a randomized controlled trial. CMAJ, 162：497-500, 2000.

5) Ekerstad N, et al：Is the acute care of frail elderly patients in a comprehensive geriatric assessment unit superior to conventional acute medical care? Clin Interv Aging, 12：1-9, 2016.

6) Ekdahl AW, et al：Costs and effects of an Ambulatory Geriatric Unit (the AGe-FIT Study)：a randomized controlled trial. J Am Med Dir Assoc, 16：497-503, 2015.

7) Stenvall M, et al：A multidisciplinary intervention program improved the outcome after hip fracture for people with dementia-subgroup analyses of a randomized controlled trial. Arch Gerontol Geriatr, 54：e284-e289, 2012.

8) Eklund K, et al：One-year outcome of frailty indicators and activities of daily living following the randomised controlled trial："Continuum of care for frail older people". BMC Geriatr, 13：76, 2013.

9) Wilhelmson K, et al：Positive effects on activities of daily living one year after receiving comprehensive geriatric assessment-results from the randomised controlled study CGA-Swed. BMC Geriatr, 22：180, 2022.

10) Rockwood K, et al：A clinimetric evaluation of specialized geriatric care for rural dwelling, frail older people. J Am Geriatr Soc, 48：1080-1085, 2000.
11) Harvey P, et al：Feasibility and impact of a post-discharge geriatric evaluation and management service for patients from residential care：the Residential Care Intervention Program in the Elderly (RECIPE). BMC Geriatr, 14：48, 2014.
12) Fairhall N, et al：Economic evaluation of a multifactorial, interdisciplinary intervention versus usual care to reduce frailty in frail older people. J Am Med Dir Assoc, 16：41-48, 2015.
13) Lundqvist M, et al：Cost-effectiveness of comprehensive geriatric assessment at an ambulatory geriatric unit based on the AGe-FIT trial. BMC Geriatr, 18：32, 2018.

作成グループにおける，推奨に関連する価値観や好み

本CQに対する推奨の作成にあたっては，外来，入院，施設入所者に対する死亡率の低下，入院期間の短縮，ポリファーマシーの改善，コストの増加を重要視した.

推奨の強さに影響する要因

①アウトカム全般に関する全体的なエビデンスが強い	
1：はい	質の高い研究が14件(11件のRCT)認められ，5項目のアウトカムのうち4項目でメタ解析の結果においても有効性を認めた．また，残りの1項目ではエビデンスが不足していたが有害であるという報告は認めなかった．全体的なエビデンスとしては強いと考えられる.
②益と害とのバランスが確実(コストは含めない)	
1：はい	アウトカムに対する有用性は，有用であったとするもの，変わらなかったとするものが同程度に複数存在し，悪化したというものがわずかにあったことから，益について深刻な非一貫性がある．ただし，いずれの報告も，ランダム化や盲検化が不十分な研究が多く，質の高い報告13件(RCTは11件)に限定すると，3件がアウトカムが変わらなかったもの，1件がアウトカムの評価ができなかったもの，9件はアウトカムに対して有用であったものであり，アウトカムが悪化したという報告はなかった．一方，CGAによる患者の負担や機能障害などの可能性はほぼないか低いと考えられる.
③患者の価値観や好み，負担の確実さ	
1：はい	ほとんどの患者はCGAについての知識がなく，したがって，CGAに対する直接的な価値観・希望については不明である．2014年度の厚生労働省『健康意識に関する調査』では，健康に関する情報源の信用度は，かかりつけ医が最も高く，大学や病院のような専門機関と大きな差がみられる．高齢者の生活機能を含めて評価するCGAは，高齢者の生活や価値観なども含めて患者を総合的に診る，かかりつけ医の視点を有しており，患者の医療情報に対する信頼度の上昇に寄与し，患者のニーズに合致する可能性がある．一方，CGAの患者負担についてはほぼないか小さいものと考えられる.
④正味の利益がコストや資源に十分見合ったものかどうか	
2：いいえ	コストに見合わないという報告はなく，すべてコストは変わらないという報告であった．ただし，いずれの報告も，ランダム化や盲検化が不十分な研究が多く，質の高い3件のRCTでは共にコストに見合うという報告であった．これらの報告は，保険制度の異なる海外(オーストラリア，スウェーデン)のデータであり，コストに関するわが国での報告はない．また，資源に関する報告はないが，CGAに要する時間が医療者に与える影響と，それによって被る患者の不利益などの懸念は十分に考えられる.

推奨度

1(強い)：「行うこと」を推奨する.

2 介護(ケアマネジャー，介護福祉士等の役割)

FRQ Ⅲ-2

高齢者の介護(ケアマネジャー，介護福祉士)においてCGAは有用か？

»ステートメント

なし

解説

本FRQにおいて，介護を担当する職種として，ケアマネジャー(介護支援専門員)，認定介護福祉士，介護福祉士等を想定した．アウトカムを死亡率，ADL，QOL，入院/入所率，医療費の5項目に設定し，系統的文献検索を行ったが，適切な論文は抽出されなかった．これは，介護領域における研究報告が少ないことと，国や地域によって介護システムが異なり，わが国におけるケアマネジャーや介護福祉士といった役割に，完全に合致する職種が海外に存在しないことが主な原因と考えられる．以下に二次スクリーニングまでに抽出されたランダム化比較試験(RCT)の内容を記載する．

わが国において，保健師，ソーシャルワーカー，ケアマネジャーからなる多職種チームが，歩行可能な360人のフレイル高齢者を対象に，CGAと多職種ケアを行ったところ，通常ケア群に比し，1年後のADLは維持されていたが，有意差を認めなかった[1)]．海外には，わが国におけるケアマネジャーと類似の役割を担うケースマネジャーという職種があり，スウェーデンにおいて，ケースマネジャーと看護師からなる多職種チームが，161人の地域在住の80歳以上の高齢者，または65～79歳のフレイル高齢者を対象に，CGAと多職種ケアを行ったところ，通常ケア群に比し，3ヵ月後と1年後のADLが改善していた[2)]．一方，オランダにおいてケースマネジャーが1,456人の地域在住高齢者を対象に，CGAと多職種ケアを行ったが，通常ケア群との間にQOLの差を認めなかった[3)]．また，海外では，自治体の行政官(municipal care manager)やソーシャルワーカーがわが国におけるケアマネジャーと類似の役割を担うことがあり，スウェーデンにおいて，行政官を含む多職種チームが382人の高齢外来患者を対象に，CGAと多職種ケアを行ったところ，医療費を増加させずに，3年後の入院率と死亡率が低下していた[4)]．また，フィンランドにおいて，ソーシャルワーカーを含む多職種チームが，422人の地域在住高齢者に対し，CGAと多職種ケアを行ったところ，医療費を増加させずに，2年後のQOLの低下が軽減した[5)]．

以上の論文は，いずれも小規模でバイアスリスクが認められるか，必ずしも日本の介護職

(ケアマネジャー，介護福祉士等)に合致していないとの理由から，FRQに対する適切な論文が抽出されなかったと結論し，本FRQに対する推奨を「なし」とした．

今後，本FRQの推奨を得るためには，介護領域においてさらなる研究が推し進められることを期待するとともに，国や地域によって異なる介護システムに対応可能なCQの設定や検索式の工夫が求められる．

文献

1) Kono A, et al：Effects of an updated preventive home visit program based on a systematic structured assessment of care needs for ambulatory frail older adults in Japan：a randomized controlled trial. J Gerontol A Biol Sci Med Sci, 71：1631-1637, 2016.
2) Eklund K, et al：One-year outcome of frailty indicators and activities of daily living following the randomised controlled trial："Continuum of care for frail older people". BMC Geriatr, 13：76, 2013.
3) Spoorenberg SLW, et al：Effects of a population-based, person-centred and integrated care service on health, wellbeing and self-management of community-living older adults：a randomised controlled trial on Embrace. PLoS One, 13：e0190751, 2018.
4) Ekdahl AW, et al：Long-term evaluation of the Ambulatory Geriatric Assessment：a Frailty Intervention Trial (AGe-FIT)：clinical outcomes and total costs after 36 months. J Am Med Dir Assoc, 17：263-268, 2016.
5) Liimatta HA, et al：The effects of preventive home visits on older people's use of health care and social services and related costs. J Gerontol A Biol Sci Med Sci, 75：1586-1593, 2020.

3 薬剤師

FRQ Ⅲ-3

高齢者においてCGAを用いた服薬管理は有用か？

≫ステートメント

CGAを用いた高齢者の服薬管理は薬物治療の質を向上させることが期待されるが，現時点で十分なエビデンスはない．

解説

本システマティックレビューの結果，観察研究が1件のみであった．CGAを通じた高齢者の服薬管理に関するエビデンスは非常に限定的であった．しかし，提供された観察研究によれば，CGAを通じて処方の最適化が行われ，服薬アドヒアランスが6ヵ月で72%，12ヵ月で65%とほとんど低下しなかった[1)]．エビデンスの質は低いものの，CGAの実施は高齢者の薬物治療の最適化に寄与する可能性が考えられる．CGAを用いた服薬管理は，薬物治療の最適化，患者指導の観点から非常に重要であり，高齢者の薬物治療の質を向上させることが期待される．しかし研究論文が少ないため今後の課題である．

文献

1) Lea SC, et al：The potential clinical benefits of medicines optimisation through comprehensive geriatric assessment, carried out by secondary care geriatricians, in a general practice care setting in North Staffordshire, UK：a feasibility study. BMJ Open, 7：e015278, 2017.

CQ Ⅲ-3

高齢者において薬剤師がCGAを用いた処方見直し(medication review)を行うことは有用か？

≫ステートメント

高齢者において，薬剤師がCGAを用いた処方見直し(medication review)を行うことを提案する.

エビデンスの強さ ▶ C　推奨度 ▶ 2 （合意率：100％）

解説

本CQでは，「緊急入院リスク」「コスト」「アドヒアランス」「薬物関連問題」をアウトカムに挙げ検討を行った．CQにおいて採用された研究は，1件のランダム化比較試験(RCT)であった[1]．その結果からCGAを用いた薬剤師の介入によって「再入院の増加」「望ましくない効果」において薬物治療の適切性が向上したことが示唆されている.

この研究は，救急内科病棟の80歳以上の高齢者を対象に，①入院時・退院時の薬剤調整，②薬剤関連問題の特定と処方見直し(medication review)，③薬剤変更後のフォローアップ，④患者教育，⑤かかりつけ医への初期治療計画の通知，⑥退院後の患者へのフォローアップ電話の包括的な介入を行った薬剤師介入群182人と非介入群186人について，入院時と退院時にMAI(処方の適正化指数)とSTOPP(潜在的不適切な薬剤)，START(開始を考慮すべき薬剤)で評価し，薬剤師介入が薬物治療の適切性に及ぼす影響と臨床アウトカム(再入院)との関連性について検討した．その結果，介入群ではMAIとSTOPPのスコア改善の割合が多く，悪化の割合が少なかった．また，薬剤関連の再入院との関連は，MAIでは，スコアが1点上昇すると薬物関連入院のリスクは9％増加，STOPPでは，1点の増加につき34％リスクが増加していた．しかし，退院時のMAIおよびSTOPPが高い患者は，薬物関連の再入院の増加と関連していたが，12ヵ月のフォローアップ期間中の病院の再訪問総数との間には統計的に有意な関係はみられなかった[1].

また，薬剤師の介入による処方の適切性の向上という望ましい効果が確認された一方，介入による望ましくない効果や有害事象に関する明確な報告はみられていない.

以上より，薬剤師がCGAを用いた処方見直しを行うことを提案する．エビデンスの強さは“C”，総合評価では行うよう提案できると判断した.

文献

1) Gillespie U, et al：Effects of pharmacists' interventions on appropriateness of prescribing and evaluation of the instruments'(MAI, STOPP and STARTs') ability to predict hospitalization--analyses from a randomized controlled trial. PLoS One, 8：e62401, 2013.

作成グループにおける，推奨に関連する価値観や好み

本CQに対する推奨の作成にあたっては，高齢者の処方適正化指数の改善，薬物関連の再入院および問題を重要視した.

推奨の強さに影響する要因

①アウトカム全般に関する全体的なエビデンスが強い	
2：いいえ	1件のRCTにより実証されたエビデンスであるが，複数のエビデンスが存在しない．短期間の薬物関連の再入院の減少に効果があることが示されているが，12ヵ月のフォローアップの病院の再訪問総数との間には統計的に有意な結果が得られていない.
②益と害とのバランスが確実（コストは含めない）	
2：いいえ	薬剤師の介入に関する害は記載がないが，緊急入院のリスク減少と薬物関連問題の減少が評価されているため益が大きいと考えられる．エビデンスの強さや使用された研究の数を考慮すると，そのバランスを「確実」と判断するのは難しい.
③患者の価値観や好み，負担の確実さ	
2：いいえ	研究の主要な結果として明示的には報告されていないが，患者（家族）の意向（減薬などの処方適正化）は大きくばらつくと考えられる.
④正味の利益がコストや資源に十分見合ったものかどうか	
2：いいえ	薬剤師の介入であり，コストは人件費のみであるが，論文の情報のみをもとに，正味の利益がコストや資源に十分見合ったものかどうかを判断することは困難である.

推奨度

2（弱い）：「行うこと」を提案する.

4 リハビリテーション

CQ Ⅲ-4

高齢者のリハビリテーションにおいてCGAは有用か？

»ステートメント

高齢者のリハビリテーションにおいてCGAを行うことを提案する.

エビデンスの強さ ▸ B　推奨度 ▸ 2 （合意率：80%）

解説

高齢者を対象としたリハビリテーションは，高齢者特有の疾患や障害を把握し，個々の患者背景に応じた総合的な治療とケアを行う必要がある.

本ステートメントの作成にあたり，2件のランダム化比較試験(RCT)が抽出された[1,2]. いずれのRCTも，対象患者は高齢大腿骨近位部骨折患者であり，老年科でのCGAに基づいたチームケア実施群と通常の整形外科治療のみ実施群の比較であった.

死亡率は，いずれの文献においても群間差は認めなかった(図1). 身体機能については，PrestmoらはShort Physical Performance Battery (SPPB)を用いて評価し，CGAに基づいたリハビリテーション実施群は，整形外科的治療のみ実施群と比して，退院12ヵ月後のSPPBの点数が有意に改善していたと報告している[1]. 一方，Stenvallらによる報告では，12ヵ月後と骨折前の歩行能力の維持または改善度による運動機能評価を行い，2群間で差を認めなかった[2]. ADLは，Prestmoらは12ヵ月後の評価でCGA実施群に改善を認めたと報告し[1]，Stenvallらは差を認めなかったと報告している(図2)[2]. 再入院率に関しては，

試験/サブグループ	CGA実施群 イベント	CGA実施群 合計	通常治療群 イベント	通常治療群 合計	重み付け	リスク比 M-H, Fixed, 95%CI
Prestmo 2015	30	198	37	199	66.7%	0.81[0.53, 1.26]
Stenvall 2007	16	102	18	97	33.3%	0.85[0.46, 1.56]
合計[95%CI]		300		296	100.0%	0.83[0.58, 1.18]
合計イベント	**46**		**55**			

異質性：$Chi^2 = 0.01$, $df = 1 (p = 0.92)$；$I^2 = 0\%$
統合効果の検定：$Z = 1.06 (p = 0.29)$

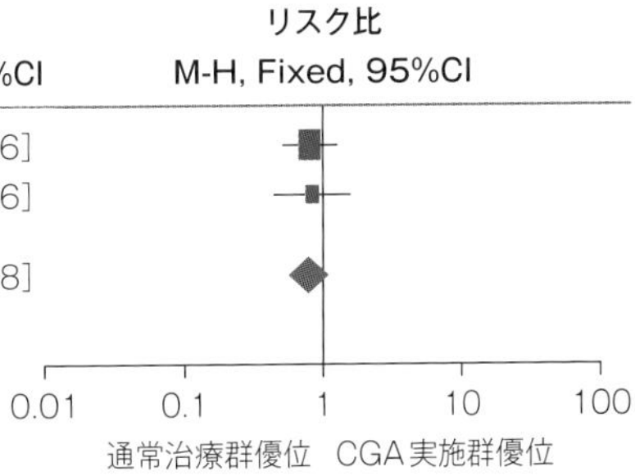

図1　死亡率

M-H：Mantel-Haenszel法，Fixed：固定効果モデル，CI：信頼区間

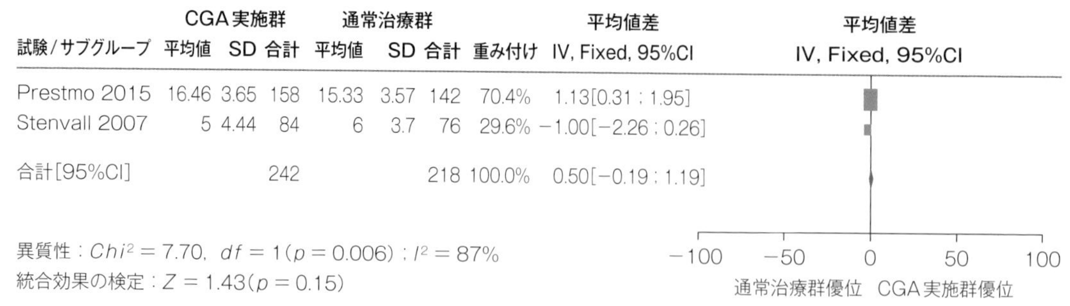

試験/サブグループ	CGA実施群 平均値	SD	合計	通常治療群 平均値	SD	合計	重み付け	平均値差 IV, Fixed, 95%CI
Prestmo 2015	16.46	3.65	158	15.33	3.57	142	70.4%	1.13[0.31 ; 1.95]
Stenvall 2007	5	4.44	84	6	3.7	76	29.6%	−1.00[−2.26 ; 0.26]
合計[95%CI]			242			218	100.0%	0.50[−0.19 ; 1.19]

異質性：$Chi^2 = 7.70$, $df = 1 (p = 0.006)$; $I^2 = 87\%$
統合効果の検定：$Z = 1.43 (p = 0.15)$

図2 ADL

IV：逆分散法，Fixed：固定効果モデル，CI：信頼区間

試験/サブグループ	CGA実施群 イベント	合計	通常治療群 イベント	合計	重み付け	リスク比 M-H, Fixed, 95%CI
Prestmo 2015	54	179	66	177	68.3%	0.81[0.60 ; 1.09]
Stenvall 2007	38	102	30	97	31.7%	1.20[0.82 ; 1.78]
合計[95%CI]		281		274	100.0%	0.93[0.74 ; 1.18]
合計イベント	**92**		**96**			

リスク比 M-H, Fixed, 95%CI
0.01 0.1 1 10 100
通常治療群優位 CGA実施群優位

異質性：$Chi^2 = 2.56$, $df = 1 (p = 0.11)$; $I^2 = 61\%$
統合効果の検定：$Z = 0.57 (p = 0.57)$

図3 再入院率

M-H：Mantel-Haenszel法，Fixed：固定効果モデル，CI：信頼区間

いずれの文献においても差を認めなかった(**図3**)．総費用に関してはPrestmoらによる報告の1件のみであったが，396人を対象とし，有意差はなかった[1]．

以上のように，アウトカムによっては結果にばらつきがみられたが，各試験の評価方法が異なることも一因であった可能性がある．今回抽出された文献の対象疾患は大腿骨近位部骨折であり，他の疾患に対するリハビリテーションにおけるCGAの効果の研究はなく，今後そのような研究が望まれる．

文献

1) Prestmo A, et al：Comprehensive geriatric care for patients with hip fractures：a prospective, randomised, controlled trial. Lancet, 385：1623-1633, 2015.
2) Stenvall M, et al：Improved performance in activities of daily living and mobility after a multidisciplinary postoperative rehabilitation in older people with femoral neck fracture：a randomized controlled trial with 1-year follow-up. J Rehabil Med, 39：232-238, 2007.

作成グループにおける，推奨に関連する価値観や好み

本CQに対する推奨の作成にあたっては，リハビリテーションが必要な高齢者に対する死亡率の低下，入院/再入院率の低下，ADL/IADLの改善，身体機能の改善，コスト/患者負担の増加を重要視した．

推奨の強さに影響する要因

①アウトカム全般に関する全体的なエビデンスが強い	
2：いいえ	高齢大腿骨近位部骨折患者のリハビリテーションにおいては，有用である可能性が示されているが，その他のエビデンスは乏しい.
②益と害とのバランスが確実（コストは含めない）	
2：いいえ	アウトカムによっては結果に相違があったが，いずれも害の効果は認められなかった.
③患者の価値観や好み，負担の確実さ	
2：いいえ	コストに差はなく，患者の好みのばらつきは小さいと考えられる.
④正味の利益がコストや資源に十分見合ったものかどうか	
2：いいえ	コストに差は認められず，費用対効果は十分であったが，エビデンスが少ないため，将来さらなる検討が必要である.

推奨度

2（弱い）：「行うこと」を提案する

5 アドバンス・ケア・プランニング（ACP）

FRQ Ⅲ-5

悪性腫瘍の併存・既往がある高齢者のACPにおいてCGAは有用か？

≫ステートメント

悪性腫瘍の併存あるいは既往がある高齢者に対してACPを実施する際に，CGAが有用かどうかを検討した研究はなく，今後の研究課題である．

解 説

ACPとは，人生の最終段階における医療やケアを見据えて，医師等の医療従事者から適切な情報の提供と説明がなされ，それに基づいて患者本人と家族が多専門職種の医療・介護従事者から構成される医療・ケアチームと十分な話し合いを行い，本人による意思決定を行う過程を指す[1]．また，本人の意思は変化しうるものであることを踏まえ，本人が自らの意思をその都度示し，話し合いが繰り返し行われることが重要である．

悪性腫瘍の併存あるいは既往がある高齢者に対してACPを実施する際に，CGAが有用かどうかを検討した研究はなかった．米国で75歳以上の移植不適格な血液腫瘍患者160人を対象に，老年科医の診察および標準治療を受ける群と標準治療のみを受ける群を比較したランダム化比較試験[2]では，副次評価項目であるエンドオブライフ・ケアの文書化率が約3倍高くなったと報告されている（オッズ比：3.12［95%CI：1.03 to 9.41］）．本研究においてCGAが実施されたかどうか明確な記載はないが，老年科医の介入が悪性腫瘍患者のACPの実施に有益である可能性を示唆している．

以上のように，悪性腫瘍の併存あるいは既往がある高齢患者に対してACPを実施する際に，CGAが有用かどうかを検討した研究はなく，今後の研究課題である．

文 献

1) 厚生労働省：人生の最終段階における医療・ケアの決定プロセスに関するガイドライン，2018.

2) DuMontier C, et al：Randomized controlled trial of geriatric consultation versus standard care in older adults with hematologic malignancies. Haematologica, 107：1172-1180, 2022.

索引

高齢者総合機能評価（CGA）に基づく
診療・ケアガイドライン2024

2024年 6 月15日　1版1刷

編　者
長寿医療研究開発費
「高齢者総合機能評価（CGA）ガイドラインの作成研究」研究班
日本老年医学会
国立長寿医療研究センター

発行者
株式会社 南山堂　代表者 鈴木幹太
〒113-0034　東京都文京区湯島 4-1-11
TEL 代表 03-5689-7850　　www.nanzando.com

ISBN 978-4-525-21431-9